長村教授の

正しい添加物講義

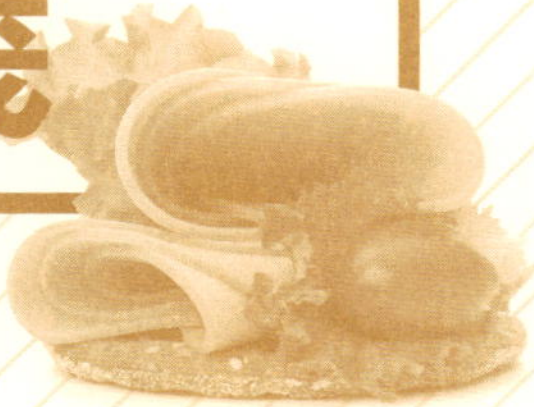

長村洋一
（日本食品安全協会理事長）

ウェッジ

◎――まえがき

今の日本の社会で「無添加」表示は、安全を標榜するための一つの重要な単語になっている。同じ食品で「お客様の安全を考えて保存料は添加してありません」または「お客様の安全を考えて保存料、酸化防止剤を添加してあります」と表記された2種類の商品のどちらかを選択しなさい、と言われたら、多くの方は前者を選択する。

なぜ、このような社会になってしまっているのだろうか。答えは、消費者が求めるからである。では消費者はなぜそのような要求をするのであろうか。それは昭和20年代後半から発生した水俣病、イタイイタイ病といった公害による食中毒や、昭和40年代に発がん性を理由に次々と姿を消した添加物のイメージが払拭されておらず、社会の中に「添加物＝危険な化学物質」というトラウマがあることが大きな原因の一つである。

私にもあったこのトラウマは、今もまだ完全に消えているわけではない。それに、このような「無添加安全社会」ができあがってしまった現在、無添加であることが何か事件を引き起さない限り、このままでも良いような気がしないでもない。だが添加物をめぐる事情は、昭和の頃とは大きく異なってきている。そしてよく調べてみると、「無添加＝安全」という思考が蔓延したおかげで、添加物が提供する大きな利益まで捨ててしまっていることに最近気づいた。今ではそれほど、添加物は私たちの食生活に貢献しているのである。

国民医療費が40兆円を超え、高齢者社会化現象が進展し続けている日本において「無添加こそ最も安全」として添加物の排除を続けることは、健康、経済、環境において大きな損失を招く状況を生み出している。

以上の理屈を唐突で意外とお感じになられる方も多いことだろう。添加物を「行け行けどんどん」と無闇に賞賛するつもりは全くないが、「添加物は体によくない」と考えている消費者の誤解を解く必要性を痛感している。

そんなことを考えていた矢先に出版の機会を得たので、本書では、日頃私が感じている一般消費者の添加物に対する誤解を解かせていただきたい。

平成27年　春

長村洋一

目次

第4章 安全・非安全の判断に必要な量の概念

第5章 安全性を感覚で判断してはいけない

第1章

無添加社会は
無防備社会

あなたはどの食品を選択しますか

私は前任の藤田保健衛生大学において昭和49年から退職するまで、食品衛生学の講義の中で添加物の話をかなり行ってきた。講義を始めたその年に添加物のフリルフラマイド（AF－2）が、その数年前にはチクロ、バターイエローといった添加物が発がん性を理由に使用禁止になったり、化学調味料グルタミン酸ナトリウムの大量使用で神経に影響が出るような報告が出されたりしていた。

したがって私の講義においては、添加物は発がん性をはじめとして種々の問題を内在しているから、可能な限り避けるべきものとして教えていた。私の多感な時代にメディア等から植え付けられた添加物に対する危険意識はかなり強かったので、その講義は先鋭的、攻撃的な内容であった。

そして、平成7年に食品衛生法の改定に伴って添加物のあり方が大幅に変えられ、安全性に関するチェックが非常に厳しくなされるようになった。以後数年にわたっては、特に既存添加物として分類されたが使用実績のない、いわゆる天然添加物は次々と使用禁止になっていた。すなわち、使用実績のない添加物は万が一の危険性を考慮して使用禁止にする一方で、既存添加物の安全性に関する洗い直しは続けられて現在に至っている。しかし、具体的に安全性が問題となって削除されたのは「アカネ色素」ただ一つである。

こんな状況の中で、私は講義のために添加物の安全性に関しては、基本的にネガティブな姿勢を貫いて調べ、講義でも絶えず安全性に対する懸念を話していた。現在でもこの姿勢が崩れているわけではない。しかし、科学（化学）技術に関して時代は確実に進歩、変化をしている。添加物もその例外ではない、そして、添加物は使用の仕方によっては、我々の食生活における優れものとして、健康の維持や経済と環境にも大きな影響があることに気付いてきた。それと並行して、近年の極端な無添加安全主義に大きな問題意識を有するようになっている。

そこで、私が約35年にわたって学生に行った添加物の講義の経験から、最近考えている次世代へ向けて添加物について私の考えをお伝えしたい。

いきなり妙な質問で恐縮だが、あなたが食べようとした食品に次のような説明がされたら、どの食品を選択するだろうか。

①糞便系大腸菌群が増殖している可能性がある食品

糞便系大腸菌群とは、食品衛生法上使用される分類で、これが検出された場合、糞便による汚染の可能性を示し、陽性となった場合、この中には病原性大腸菌O157、O111、赤痢菌なども含まれる可能性がある。

②マイコトキシンが入っている可能性がある食品

マイコトキシンとはカビの生産する毒素で300種類以上の物質が知られており、発がん性、肝障害、腎障害、光過敏症、流産等の多種多様な健康障害発症の原因となる物質。特にピーナッツ等につくカビの生産するマイコトキシンであるアフラトキシンは、強力に肝細胞がんを引き起こす原因物質として知られている。アフラトキシンについては、国際がん研究機関（IARC: International

Agency for Research on Cancer）ではクラス1（人に発がん性がある）に分類している。多くのマイコトキシンは加熱調理しても分解されず食品中に残ることが分かっている。

③過酸化脂質《かさんかししつ》が含まれている可能性がある食品

過酸化脂質とは中性脂肪などの油脂成分が活性酸素によって酸化されて生成したもので、がん、動脈硬化、肌を含めた全身の老化などに関与することが明らかになっている。

④毒性のある物質が入っている可能性がある食品

私たちにとって毒性のある物質。例えばフグ、キノコ、貝などはもともと毒性物質を含んでいることがあり、死者を出すような食中毒事件を起こしている。古くは一度に100人以上の死者を出したアサリによる食中毒事件もあるし、ムール貝に関しては今でもヨーロッパでしばしば死者を発生させている報告がある。

以上の四つの食品からどれか一つを選択して食べなさいと言われたとしても、どれも食べる気になどならず、何も入ってないのが良い、と即座に回答するだろう。それは当然の感覚だ。なぜそんな回答になるかと言えば、絶対に食べたくないものが入っているからであり、生命にかかわる可能性があると言われれば、避けるのは当然だ。

実のところ人類の長い歴史における食中毒防止の最大の目的は、この四つの可能性の排除にあったと言っても良い。そして今もなお、食品による健康障害との戦いの大半はこの4種類に対してである。

人工保存料等のない社会ではどんな可能性があるのだろうか

食品①のような糞便系大腸菌群の増殖している食品による食中毒は、現在においても毎年多数発生している。日本でも衛生管理が良くない時代には日常的に多発していたし、チフス、赤痢、コレラといった食中毒では非常に多くの人が死んでいた。ごく最近でもユッケによる病原性大腸菌O111や浅漬けによる病原性大腸菌O157で死者が発生した事件、イカ塩辛で多数の腸炎ビブリオ患者を出した事件など細菌性食中毒は発生している。

食品②のマイコトキシンによる食中毒は、カビの生えた食品を食べて発生する食中毒であり、肝障害、腎障害などカビによって引き起こされた食中毒の記録は枚挙にいとまがない。そして、幾つかのがんに関しては、このカビ毒によることが推測され、世界がん研究基金（WCRF: World Cancer Research Fund）は、がん予防の10カ条の中に、カビの生えたものを食べないことを明記している。

食品③のような過酸化脂質の含まれている酸化油脂食品による食中毒は、油脂を多く含む食品によって発生している。現在ほど酸化防止剤が使用されず、食品の製造工程管理、包装技術がなかった頃にはかなり多発していた。

お惣菜の揚げ物、無添加手作りクッキー、バターピーナッツ、開封したスナック菓子などで時間の経過したものがしばしば油の酸敗臭を発するが、こうした食品にはかなりの過酸化脂質が含まれている。

この過酸化脂質は食品の脂質と一緒に体に吸収されることが明らかになっており、生体内に入り込んで細胞の障害を引き起こし、がんの発症や老化促進に一役買う可能性が高い。近年、死因の上位にあるがん、糖尿病、心筋梗塞、脳梗塞等の疾患の増加の大きな原因として脂肪の摂取過多が指摘されているが、その脂質に含有されている、または脂質から発生する過酸化脂質が障害の主犯格の一つであると多くの研究者は考えている。

食品②と③は少し含まれていてもすぐに食中毒にならず、時間が経過してから発症することが怖い。

食品④の毒性物質による食中毒事件は近年かなり減少して、死者の出るような事件は極めて少なくなっている。それはフグや毒キノコなどでの死者が大幅に減少していることからも明らかなように、人間の歴史の中で多数の犠牲者を出した経験から学び取ったものであり、初めから危険な食品の分別ができたわけではない。

こうした食品にもともと含まれている毒性物質による食中毒の他に、食品に後から毒物が混入する場合もあり、非常に怖い結果を招く。古くは水俣病、イタイイタイ病、ヒ素ミルク中毒事件、カネミ油症事件などの食品公害と呼ばれている事件においては、被害者となった方は食品中に含まれていた化学物質を知らずに食べた結果、事件に巻き込まれた。

こうした事件の他にも、カレーにヒ素が混入され死者を出した事件や、今も冤罪かどうかが問題とされている名張毒ブドウ酒事件がある。最近では、会社への不満を有した人物が製造過程で農薬を故意に食品に加える、といった悪質な事件が中国と日本で発生したりもしている。

見えない怖いものに恐怖を感じないのは危険

以上のような食品はいずれにしろ食べたくないのは明白であるが、厄介なのは食品を見ただけではいずれも可能性の判別が簡単にできない点である。食品①、②のように微生物による汚染は、あるレベルを超えれば色、形、臭い、味などで判別が可能であるが、実際にはこれらの信号を感知できないレベルの汚染量で食中毒は発生する。食品③のような油脂の酸化や食品④の例においてもあるレベルを超えていれば色、形、臭い、味などで判別が可能であるが、量が少ないと不可能である。

すなわち、いずれの食品も汚染のレベルが低い時にはその感知は不可能であることが明らかであるが、食品①~③におけるような可能性を有する食品でも出来たてを食べれば、食中毒はほとんど発生しない。出来たての食品にはカビ、雑菌の増殖時間がないことや油脂が酸素との接触時間が短いために酸敗しないからである。

ところが、テーブルの上に3日前に焼いた卵焼きがそのまま置いてあった時、少々の空腹でもそれを口にする人はいない。それは、その卵焼きが腐敗している可能性を知っているからである。では、テーブルの上に置いてあった卵焼きがなぜ腐敗するか、それは作った人や空気中の雑菌が食品に付いて増殖するからである。もし、その雑菌の中に食中毒菌が入っていたとすれば、3日間の放置により増殖した食中毒菌によって間違いなく中毒になって苦しむ。

日本には、近年の衛生管理と食品製造加工技術の進歩により雑菌が混入したり、油脂が酸素と接触するのを防ぐ高い技術力がある。すなわち、多くの食品は①～③の心配をせずに食べることができると考えられるのが日本の食品の常識であり、諸外国からもこの点に関しては非常に高く評価されている。したがってその製造、流通の過程でカビや雑菌が増殖したり、食品が酸化されたりする可能性は大幅に減じている。こうした安全な食品に囲まれて生活をしていると、ともすればその安全を支えている本質を見落としてしまうことは大きな問題である。そして間違った安全意識の行き過ぎた状態がその安全を守っている本質的な要素を危険な不用物とみなすほど狂ってしまっている。

現在日本全体を席巻している、無添加食品こそ安全な食品であると信じている方には、最悪の場合死ぬかもしれないという途轍もなく危険な社会の演出者の一人になりうる、ということを自覚していただきたい。決して脅しで言っているのではない。

改めて放置された卵焼きの話に戻るが、この現象を細かに分析すると重大な事実が隠れていることが分かる。テーブルの上に置かれた卵焼きは、置かれた瞬間から雑菌やカビの絶好の培地の提供者になる。言い換えれば出来たての食品に少しでも健康障害を生ずる雑菌が付けば、彼らはこの場を絶好の場として増殖を開始する。このことを市場に流通している食品について例えると次のようになる。

現在の日本においては、保存料無添加の食品を製造してお客様の手に届けることまではそんなに困難なことではない。したがって、保存料無添加を売り物にした食品が多く出回っている。しかし問題は、無添加で製造された食品は開封された瞬間からカビ、雑菌、酸素等に無防備にさらされることになり、直ちに腐敗への道をまっしぐらに進むことだ。そして、その中に食中毒菌が入っていても中毒を起こす状態まで進行していなければ知らずに食べてしまう、という事実である。しかも前述のように健康障害が発生するレベルで入っていてもそれが少量であるとき、私たちは全く気づかずに食べてしまうというもう一つ厄介な現実がある。

しかし、ここにカビや雑菌の増殖を抑制する物質や酸化を防ぐ物質が少し入っていれば、その食品の腐敗、変性は大幅に抑制される。増殖を食い止めたら菌の増殖は非常に遅れる。逆に言えば、調理された食品は調理が終了した瞬間から、無添加で製造された食品は開封された瞬間から、雑菌、カビの増殖や酸素との接触に見舞われる状態になっているのである。したがって、保存料や酸化防止剤等が添加されていない食品は時間が経過すればするほど食品①〜③になる可能性は非常に高くなる。

しかし、多くの方は目に見えないカビや食中毒菌を恐れていないので、添加物が入っていると明確に告げられることを気持ちが悪く、避けたいと感ずる。しかし、よく考えてみよう。私たちは、アフラトキシンも糞便系大腸菌群も眼で見ることができないから、もし入っていたとしても味に影響がないレベルであれば、分からずに食べてしまう可能性は高い。そして、もし食べた食品にそうした危害物質が入っていた場合、結果として引き起こされる健康障害は非常に大きい。

目に見えないものの場合、危険があると言われても、それは多分ないと信じるのに、添加物が入っていると明言されると、その事実を優先して食べることを避けたいと考える心理が大きく働いてしまう。この現象には、添加物が何かとてつもなく怖い物質であるという観念が働いている。添加物の安全性に関しては、量の概念があれば問題がないことを後の章で述べる。ここでは、こうした無添加思想の問題点を、適正な使用量なら人工保存料も安全であるということについて考えてみることにする。

追放する前に考えて欲しいこと

ある市民講演会で「添加物は適正に使用すればほとんどは心配ありません」と私が話した後で、質問に来られた人が「先生のお話は間違っている」と次のようにおっしゃった。その方は、「私たちは添加物反対運動を繰り広げてきました。その結果、保存料を使用していませんという表示を掲げる食品が幾つも出てきました。これは安易に保存料に頼っていた業者に、努力をすればできるということを教えた、私たちの呼びかけの勝利です」と自信ありげに話された。

確かに「消費者の皆様の安全を考えてもちろん無添加」、「合成保存料など全く使用しない安全な無添加食品です」などの表示をよく見受ける。まさに「保存料無添加社会」であるが、これは本当に消費者運動の勝利であるだろうか。私は明確にノーと答えたい。保存料無添加は消費者の健康に良いどころか、むしろ健康と環境と経済を破壊する社会的犯罪行為と言っても良いような現象である。

食品の保存に関して、どれほど添加物が健康を守るために有用かがお分かりいただくために、次のような実験を試みられてはどうだろうか。無添加にこだわった手作りクッキーなどを販売する店が近所にあったら、日にちをおいて同じクッキーを購入し、味を比較してみると良い。同じ賞味期限内であっても古い方に油の酸化をより強く感ずることができる。ところが、しっかりしたメーカーの酸化防止剤の入ったクッキーは賞味期限が異なっていてもほぼ同じ味であることが多い。酸化防止剤をここで持ち出したのは、保存料による微生物の増殖は味で判別できるほどに変化してしまったら食べてみるどころの騒ぎでなくなるから、同じ実験ができないためである。しかし、保存料無添加の場合も、添加された食品に比較すれば明らかに菌は増殖している。

ここから分かることは、保存料不使用で菌の増殖や変質を防ぐ技術は非常に進歩しているが、進歩しているだけに出来たての状態で保存されたのち開封された食品はカビ、細菌、酸素、湿気等に全く無防備であることである。

いずれにしてもはっきりしているのは、保存料の使用が認められている食品だったら、適正な量の保存料を使用すれば、開封してからも安全に置いておける可能性が高くなる。さらに消費期限または賞味期限の延長が可能となり、消費者は真の意味で安全な食品の提供を受けることができるようになる。

食糧確保の観点から人類の歴史を振り返れば明らかなことであるが、私たちの祖先は動物、魚、野菜などがたくさん取れても一度に食べ切ることができず、冬は食べものが入手しにくい状態が日常であった。そこで、食糧がたくさん取れたとき、それを保存しておいて、必要な時に食べられるようにという工夫をしてきた。

食品の乾燥、塩漬け、砂糖漬け、酢じめ、燻製《くんせい》は調理の手段でもあるが、それ以上に保存のための重要な技術である。実際、今でも寿司を笹の葉に包んだりしているのをよく見かけるが、それは単に見栄えの問題だけではなく、これも保存料による保存をしていると言ってよい。なぜならば、笹の葉の中には、保存料として忌み嫌われている「安息香酸《あんそくこうさん》」が含まれている。また、店頭で新鮮な魚を檜《ひのき》の葉などの上に乗せている店頭の姿をよく見かけるが、檜の葉にも抗菌作用が認められている物質がある。また、燻製にされた食品は保存期間が長くなるが、それは煙の中に抗菌作用を有する物質が数多く存在しているからである。

こうした、長い歴史の中での保存方法を科学的に解析してみても明らかなことであるが、保存のために安全な化学物質の使用は昔から行われていた。そうした天然の化学物質による保存方法を効率よく行うために保存料が開発された。実際、忌み嫌われている人工保存料の大半は自然界にもともと存在する物を化学的に合成したものが大半である。

人類の歴史から見えてくる添加物の重要性

現在世の中に出ている添加物としての保存料はいずれも食中毒を発生させる菌の発育を抑制するので食中毒防止の立役者である。後に添加物の安全性については詳細に議論するが、合成保存料と呼ばれる添加物の安全性は通常の使用において全く問題がないと言い切れる。

ところで、昔も今も食品を介して発生する最も多くの事故は食中毒である。では、その食中毒は一体何で起きているだろうか、細菌性またはウイルス性の食中毒がここ数年で全体の95％近くを占めている。最も多いのはウイルス性で、ウイルス性の食中毒のほとんどはノロウイルスが原因で発症している。次に多いのは細菌性食中毒で、これはカンピロバクター、サルモネラ、ウエルシュ菌、腸炎ビブリオ、病原性大腸菌O157などといった菌によるものである。残りの5％の大半は自然毒でフグ、キノコなどによるものである。

私たちが日常的に食べているものはすべて「生き物である」。と言っても生きたまま食べるわけではなく、多くは殺された状態のものを食べている。例えば鯛や馬肉の刺身は見方を変えれば、鯛や馬の体の一部であるからそれを構成する細胞は生きているが、明らかにその鯛や馬の個体は生きた状態ではない。

そして、刺身ではなく調理された鯛の切り身や牛、豚肉等もやはり個体としては生きていない。したがって、刺身も煮物も放置すればやがて腐敗する。野菜は生きたままで食べることも多いが、この野菜も台所に運ばれた時は、栽培されている状態とは大きく異なった状態にある。ましてや加熱調理された野菜は生きていない。したがって、野菜も生であろうが煮物であろうが放置すればやがて腐敗する。

食品は生であろうが煮ていようが常温の状態で空気にさらして放置すれば腐敗するのは当然のことであり、その原因のほとんどが細菌やカビによることを私たちは認識している。それ故に、明らかに腐敗したものを私たちは通常は口にしない。それは、腐敗した食品を食すれば食中毒になる可能性の高いことを熟知しているからである。

しかし、腐敗したものを食べていないはずなのに毎年のように2万人前後の人が食中毒になっている。それは、目に見えない細菌やカビの増殖の初期は私たちの感覚では分からないことが多いからである。

腐敗という観点のみで食品を見るならば、加熱などの殺菌という手段を用いることで私たちは食中毒を防ぐことができる。したがって、無添加状態のものは適当な時間が過ぎたら加熱すれば結局は安全に食べられると考えられなくもない。しかし、ここには大きな落とし穴が潜んでいる。

食品における細菌カビ等の微生物による食品へ与える変質には隠れた怖い要因がある。それは、食品中に入り込んだ微生物の繁殖により急性の食中毒は発症しないが、有毒物質を生成するという現象である。細菌やカビなどの微生物が発生する有毒物質には一過性の食中毒で済むものもあるが、その有毒物質の中には単に消化器の障害を発生させるのみではなく、発がん性を有するものがいくつも存在することである。

無添加による危険性を考え直そう

もし保存料や防カビ剤を全く添加せずに食品を保存した場合の食中毒を発生させる可能性は計り知れないほど大きい。そのことを食品業者はよく知っている。食品業者にとって、食中毒の発生はしばしばその会社の命取りになりかねない問題であるので絶対に発生させたくない事件である。したがって、昨今のように保存料無添加を消費者が要求したとしても、無添加にすることのみで、食中毒に対して無防備にするわけにはゆかない。逆に言えば無添加を表示するならば、保存料を添加せずに食中毒防止策をとらなければならない。

保存料無添加こそ安全な食品と考えている方には、そもそも保存料をなぜ加えていたのだろうか、ということを考え直していただきたい。保存料を添加することによって細菌の増殖を抑制でき、結果として食中毒の発生の抑制と商品の日持ちを良くすることができる。消費者にとっても業者にとってもこんなにありがたいことを、今や業者は止めざるを得なくなった。

しかし、昨今の無添加ムードの中では、業者が真面目に「消費者の皆様の安全を考えて保存料を適正使用しています」などと言っても恐らく消費者離れを招くだけである。となると、とにかく無添加の表示は必要となる。

普通に考えれば保存料を使った方がよいはずであるのを、あえて不使用にしているのは、消費者がそちらを好むからである。どうしてこのような非科学的なことが、当たり前のように行われるようになったかということをよく考えてみる必要がある。その根底には「保存料は危険な物質である」という量を無視した固定概念で保存料を追放することに情熱をかけた方々の運動と、それを支援したマスメディアの報道により日本中の消費者が洗脳されてしまった成果とみることができる。

ここまで議論を進めてくると、保存料を使用しない方法として冷蔵保存があるとの意見が出てくる。食品を家庭で保存しようとする時、冷蔵庫の存在は極めて重要である。そして、食品流通業界においても保存料無添加を維持するために冷蔵保存が行われている。そして、その方向性はますますエスカレートしており、安全量の添加物使用で解決することを放棄してしまい、冷蔵保存を業界では始めた。そして、そのことを称賛する新聞記事には、保存料を使用しない健康志向と大きな見出しが付けられている。

さて、私が添加物不使用にした冷蔵保存を問題としたいのは、そのこと自体が電気の無駄遣いであり、炭酸ガス発生に直結しているからである。冷蔵により保存料を加えなくても済むことが本当に消費者の健康維持に役立つならば良いが、全くそんなことはない。わずかな安全量の保存料を添加すれば済むのと同じことを冷蔵に置き換えるということは、全くナンセンスなことである。この経済的損失問題は後述する。

世界は炭酸ガスの減少に向けて非常に大きな苦労を実行し、その足並みをそろえるために大きな国際会議を開いている。そんな時に、本当に人々の食生活の安全のために冷蔵保存をするならばともかく、安全な量のわずかばかりの保存料使用で済むことを止めて、炭酸ガスの放出を増大させるのは全く意味がない。ナンセンスな安心のためのエゴイズムである。もちろん、食品によっては冷蔵にしなければ品質が変化してしまう物もあるから、冷蔵を止めて保存料だけで世の中を動かすことを主張しているのではない。

もし、細菌の生育を抑制するという、危機管理の観点からこの問題を見れば、保存料を不使用にして冷蔵のみに頼ることで発生する危険はかなり大きいことを考えないといけない。保存料が添加されず冷蔵された食品は、冷蔵温度が狂った時、すなわち何らかの原因で常温、もしくはそれ以上の温度の下に置かれるような事態に直面したとしたら、食中毒の発生の可能性は極めて高くなる。

そんな高温の中に置かれて腐ったようなものは販売しないだろうと言われるかもしれないが、それは細菌性の食中毒がどのように発生するかをご存知ないから言えることである。毎年数多く発生している食中毒になった方々で、これはおかしいと感じながら食べて食中毒になった人は極めてわずかである。多くの人は何の疑いもなく食べた弁当や種々の食事で食中毒にかかっている。見えない細菌の恐怖にもっと神経を使用すべきである。

細菌性の食中毒にかかった人たちは細菌が増殖していることの明らかに分かる食材

によって罹患したのではなく、一見正常と感じられる食材を口にして食中毒になっている。すなわち、冷蔵食品自体が何らかの理由で常温ないしはそれより高い温度になったことを知らずにいたりすると、その期間に食中毒菌が増殖しても味に大きな変化をきたさないことは、いくらでもあり得るということである。

先般、大事件となったユッケ食中毒事件においても、中毒になった人たちの誰もがこのユッケの中に食中毒菌が入っているなどと知っていて食べたのではない。おいしい食品として安心して食べて中毒にあったのである。すなわち、私たちの目には微生物は見えなく、少量では味も匂いもないのである。

例えば特に夏などにコンビニやスーパーなどのショーケースに並べられた食品は、輸送や陳列などの際にどうしても温度変化にさらされる機会が多くなる。したがって、保存料を加えることを止めて冷蔵保存のみに切り替えることは、それだけ食中毒の危険性が高まるのと同時に、流通のあり方にそうした事件を発生させない管理体制が必要となる。そのことは、そのまま電気使用量の増加も含まれる流通コスト上昇の問題に直結する。そして、腐敗が早くなるということは、それだけ食品が生ごみとして廃棄させられるまでの時間が短縮する。

環境と経済の破壊も起こす無添加安全論

私は以前数年間にわたって、名古屋市の生ごみ資源化検討委員を担当していた。この時に大きな問題となったのは、まずごみをどう処理するかの前段階の調査として、生ごみの発生源の実態調査がなされた。そして、レストラン等から出されるごみより家庭から出される生ごみの方がはるかに多いことが分かった。

さらに、家庭から出される生ごみの大半を占めるのは、食品廃棄物であった。その食品廃棄物の廃棄の割合を日本全体のレベルで調べてまた意外な結果にぶつかった。調べた平成17年の全日本の食品廃棄物2、200万トンのうち、家庭から出されているのは実に60％近くの1、250万トンであることであった。現在もその割合に大きな変化はない。

一方、農林水産省は平成19年の食品ロス調査で家庭から食品が廃棄される理由の調査を行っているが、その結果によれば「消費期限、賞味期限が切れた」が51・3%、「鮮度が落ちたり腐敗したりした」が57・2%、色や匂いなど食品に不安を感じたためが16・6%、食品が中途半端に余ったためが10・7%であったと報告されている。複数回答をOKとした調査であるから総合計は100%を超えているが、いずれの項目も食品の保存期間が少しでも長くなればなるだけ防げることであり、保存料の上手な使用によってかなり改善することが可能である。

さらに、世界の食糧事情を国際連合食糧農業機関（FAO: Food and Agriculture Organization of the United Nations）の統計からみると、8億人の人々が飢餓に苦しみ、毎日5、000人弱、年間140万人の人々が飢えて死んでいる。そして、日本の食糧自給率を見てみると40%弱あたりを推移しており、世界のいわゆる先進国の中では超最低である。8億もの人々が、食事ができなくて死んだり、病気になったりしているのを尻目に、金に物を言わせて食糧を廃棄してしまうことが人間として許されることであろうか。

廃棄された食品は、生ごみとして廃棄されようが、発酵によりガスや電力として転用されようが、最後はすべて膨大な量の炭酸ガスを排出することになる。こんな事情を見れば、安心な保存料を使用して食品の無駄を少しでも少なくすることこそが、人類の食糧問題と地球環境を考えた生き方であると言える。

保存料の役割は微生物の生育を抑制して食中毒を防ぐことにあり、食品が流通社会を経て消費者の口に届くまでの過程で非常に重要な役割を果たす。食中毒を発生させてはいけないという極めて明白な事実は食品製造者にとっては最重点項目である。

しかし消費者の無添加安全思想のために、安全な保存料の使用をやめなくてはいけないというとんでもない命題を抱えてしまっている。そこで、やむなく業者は無添加表示を優先にして消費者におもねるという愚かな行為に走らざるを得なくなってしまっている。

保存料無添加という表示のために、前述のように消費者の健康を損なうことがあっても業者は保存料を使用しないという手段を講じざるを得ない。そのことは、当然経済的負担がまず業者にかかるが、その費用は結局消費者に回ってくることになる。そうした問題を経済学的観点から検証された報告が近畿大学の有路《ありじ》昌彦准教授を中心とする研究プロジェクトから報告された。

有路昌彦准教授らは、かまぼこ、ちくわなどの水産練り製品の市場をモデルとして保存料を使用しない製品を流通させたらどれくらいの損失が発生するかを計算した。その計算は消費者が添加物は危険という意識があるので保存料無添加で商品を製造した場合と、消費者が保存料添加であることの安全性を理解しているので添加して作った場合とに分けて種々な因子を計算し、算出されている。

その結果、「水産練り製品市場で保存料の使用量が1年で5％減少すると消費者余剰が1772・76億円減少する。これは、消費者が本来得ているべき利益に相当し、その分の消費者便益が奪われたことになる」と報告している。この解説の中の消費者余剰という言葉は、消費者が無添加が安全と考えて無添加食品をあさることを止め、保存料の入ったものを購入するようになった場合に消費者が得る利益のことである。
有路准教授らのプロジェクトはアミタ持続可能経済研究所と共同で具体的な市場調査を行い、計算のための係数を算出している。その高原淳志氏は彼の論文の中で、次のような記述をされている。

保存料を使用しない食品を供給するに当たり、追加的な温度管理が必要になるなどの管理コスト増加がみられる。大手量販店の食品店舗関係者を対象に、保存料不使用食品の平均店頭陳列期間をヒアリング調査したところ、平均すると水産練り製品の場合3〜4日短縮、ハム・ソーセージの場合6〜8日短縮する傾向にある。このため追加的な温度管理が必要になり、概ね5〜10％のコスト増となるとの回答を得ている。

また、消費者側にとっては食品の購買単価上昇が発生している。京都市内の量販店で店頭販売されている水産練り製品50サンプルに対して、保存料使用製品と不使用製品とのグラ単価を比較するサンプリング調査を行った。その結果、保存料不使用の練り製品は保存料使用の水産練り製品に比べて販売単価が、平均して100gあたり30

円が高くなっていた（FFI.J. vol.215（４）434-439（2010）より）。

さらに有路准教授の計算結果は、食品製造業者全体の年間純利益の損失が「無添加を良し」とする風潮に迎合した場合４５２億円と報告している。無添加安全思想の弊害はこんな大きな経済的損失も引き起こしているということをよく考える必要がある。

いくら、経済的な損失があったとしても、健康被害から私たちを守ることができるならば、そうした損失が止むを得ないのはよく理解できる。ところが、安全な保存料を使わず無添加にすることによって、明らかに予測可能な健康被害が発生するので、費用をかけてまでそれを防いでいるのが現実である。ここには調査されていない未知の健康被害は計算されていない。

したがって私は、経済的損失もさることながら、無添加が引き起こす健康被害の状況を計算によって示すことができたら、こちらも非常に驚く数字が出ると予測している。アルコールの飲み過ぎが二日酔いによって労働能力を減少させ、経済的損失を起こすことを問題視している人たちがいるが、実態が摑めないので正確な計算ができない。無添加が原因で発生する食中毒による労働力の減少にも同じことが言える。

保存料の役割は、微生物の生育を抑制することにより、食品が腐敗したり食中毒を発生したりすることを防止でき、さらには食品の保存期間を長くすることが可能となり、食品の消費期限、賞味期限を長くすることができる。そんな重要な働きを有する保存料を使用しないことの愚かさを改めて考え直して欲しい。

多幸之介《タコノスケ》(T)先生と受講生幸寄《サヨリ》(S)さんの休憩室

著者はニックネームの「多幸之介」を冠した多幸之介塾という、一般向けの食と健康塾を開設している。熱心な受講生たちとの質疑応答は各章を振り返るのに参考になるので、各章末でその様子をお伝えする。

S：細菌性食中毒はお話を聞くまでは他人事のように感じていましたけれど、身近に起こる可能性がかなりあるのですね。

T：その通りです。日本の衛生管理状態は大変よいので、昔ほど細菌性食中毒は起こっていませんが、それでも食品に種々の食中毒菌はいることがあります。したがって毎年かなりの細菌性食中毒が発生しています。

S：特にO157、O111のような病原性大腸菌による食中毒は怖いですね。

T：そうです、病原性大腸菌やカンピロバクターといった菌は菌数が少なくても発症してしまいます。したがって、これらの菌を有する可能性のある生肉を食べることは、注意した方が良いですよ。

S：カビや酸素による脂質酸化物というのはあまり意識していなかったのですが、意外に怖そうですね。

T：そうですよ。カビを発生させるマイコトキシンとか、酸化した油の中にある過酸化脂質は、大量でなければ食べたその時には何の障害も起こしませんが、数年後の発がんにつながるのですから、細菌性食中毒より怖い一面があります。

S：食中毒菌やカビなどの怖さはよくわかりましたが、実際にたくさんの無添加食品が世間に出回っている中で、そんなに事故は起こってないじゃないですか。だったら無添加の方が良いと思いますが、違いますか？

T：確かに今の日本では無菌的または酸素にできるだけ接触させない製造技術や、流通技術が発達しているので、保存料、酸化防止剤などを添加しなくても安全な食品を作ることは可能ですが、開封された瞬間から無防備状態になります。
S：そのお話は講義でもお聞きして分かりました。カビや過酸化脂質の障害は時間がたってから表れるというお話を考えると、添加物で抑えられるならそうした方が良いですね。それに保存料を無添加にすることによって約500億円の経済的損失が起こるとはびっくりでした。
T：経済的損失は計算方法によっても異なりますが、有路先生の忠告も非常に重要です。
S：でも今度は、その保存料や酸化防止剤は安全だろうか、と心配になります。
T：添加物は適正量使用されている限りにおいて、今まで事件は1件も発生していませんから、添加することは食品の安全性確保に有用と考えられます。
S：本当に添加物が少量入っていることは全く問題がないですか。
T：全く問題がないと言い切れます。このことは量の問題として後でもう一度お話ししましょう。

第2章

無添加社会が健康を損ねる

うま味調味料の驚くべき健康効果

最近は「無添加＝安全・安心」の考え方がすっかり定着し、そこら中に「無添加」の表示を見ることができる。そうした一般の人たちの動きを察知した業者は大手も含めて「無添加」表示を行っているがその現状は目に余る。こうした表示に対して「日本食品添加物協会」はしばしば「優良誤認」であるとして、表示を止めるように企業等に訴えている。私も食品添加物協会の主張に同感である。いや、同感というよりもう少し厳しい評価を下したい。

すなわち、「優良誤認」に該当するものとは、特に他の商品と差がないのにその商品がさも優良であるかのような表現を指すであろうが、添加物の無添加は「優良誤認」どころか消費者が添加によって本来得られるであろう利益を失わせ、大きな不利益をもたらしているから明らかな犯罪である。無添加思想は消費者が本来得るべき利益を少なからず損なっていることが明白である。

少し古い話になるが、第62回日本栄養・食糧学会大会における「うま味の基礎研究から高齢者のＱＯＬ（Quality of Life。物質のみならず精神面からも充足感を得られる生活）改善への利用」は大変興味深いシンポジウムであった。内容は、添加物のうち、いわゆる「化学調味料」と言われて、食の安全を考える一部の人たちから極端に毛嫌いされている「うま味調味料」に関する様々な角度からの話題提供であった。

全体としては「うま味調味料」の発見から、その生体にとっての意義に関するもので、うま味物質に対する受容体があり、それが私たちの体におよぼす機能の説明など非常に印象深かった。山本茂教授（お茶の水女子大学・当時）の「高齢者ＱＯＬの改善におけるうま味調味料の利用」は会場の多くの人にどよめきを起こさせる感すらあった。

山本教授は、高齢者は食べようとする意欲、および摂食量の低下が原因となって栄養状態が悪化し、結果としてたんぱく栄養改善療法の適用を受けるケースが多くなる。さらに、治療対象者の病院における病院食のグルタミン酸濃度が、通常の半分程度であるとの調査結果を明らかにされた。その不足の原因の一つとして、病院の食事に化学調味料はいけない、というような考え方があるためかもしれないと述べられたのは印象深かった。山本教授は病院の栄養士にグルタミン酸使用を避ける傾向があるためではないかと推測されていたが、私はこの原因として、無添加が基本的に安全であるという文部科学省の姿勢が、栄養士、管理栄養士教育に浸透していることを一因ととらえた。このことは後の章で問題とする。

その不足したグルタミン酸を、食事に添加する形で高齢者に投与された。結果の判定は30日、60日に血液検査およびビデオ画像の行動観察による主観的評価方法で行われた。血液検査では血中リンパ球の増加、血清亜鉛値の上昇が有意に認められ、画像による主観的評価では、認知スコア、食行動、意欲の表現、言葉による意思疎通の向上が確認された。

グルタミン酸ナトリウムを摂取する前と後の変化の様子を示すビデオ画像の場面が幾つか紹介されたが、スプーンに盛られた食品が目の前に出されても積極的に食べようとされなかったお年寄りが、添加食を60日間食べた後に、生き生きとした表情に変化している場面に多くの聴衆が目を見張った。写真は表情であるから撮り方ということもあり得るが、その他のデータと併せて考えるとき、その場面は素直に納得できた。

この学会ではなかったが、共同研究者の外山健二教授（神奈川県立保健福祉大学准教授）がその具体的な効果を被験者の家族の声として講演の中で次のように記述しておられる。

飲み込みが良くなった。
名前を呼んでくれた。感激しています。
夫の声が聞けるとは思っても見なかった。
以前はきつい顔をしていたが、表情がやさしくなった。
テレビの方へ顔を向け、見ようとするようになった。
機嫌が悪いとスプーンや器を投げていたが、投げなくなった。
声を掛けるとこちらを見てくれるようになった。

意思の疎通が取れるようになった。
孫の名前を言えるようになった。
食事時間が短くなった。
味が分かるようになった。
退院したがるようになった。

もし、これがある会社の出した健康食品の体験談だとしたら、おそらく爆発的に売れるであろうというような内容である。しかし、これらの実験結果は、いい加減な健康食品の単なる体験談ではない。

グルタミン酸は脳内で1時間当たり約700g合成され、そのかなりがγ‐アミノ酪酸（GABA）に変化し神経伝達物質として重要な働きをしている。そのため、GABAが脳機能回復の医薬品として多量に使用されたことがあった。しかし、GABAは、脳内に入らないことから、口から摂取した医薬品としての有効性はあまり期待できない。ただ、食事で摂取したグルタミン酸も脳内へは入らないから直接GABAにはならない。山本教授らの臨床試験は、教授自身も言っておられるように、まだ多くの検証を重ねるべき事項が残されているが、グルタミン酸が有する新しい方向性を暗示する素晴らしい報告であった。

この山本教授らの報告を見ながら、私は昭和35年にベストセラーとなった慶応義塾大学（当時）の林髞《たかし》先生が書かれた『頭のよくなる本』を思い出した。林先生はイヌにベルの音を聞かせてから食事を与えることを何回か繰り返すと、イヌはベルの音を聞いただけで唾液の分泌が始まるという、条件反射の発見で有名なパブロフ博士の所へ留学された。その研究所から帰国後、脳内神経伝達物質としてのグルタミン酸の重要性を分かりやすく『頭のよくなる本』に書かれた。

この書物に一本筋を通して語られていたのは、グルタミン酸が脳内でGABAに変化し、これが重要な神経伝達物質になることだった。この本の記事を読んで多量のグルタミン酸ナトリウムを薬のように飲んだ周りの人の話も聞くことができた。こうしたことも大きく寄与したと考えられるが、グルタミン酸を大量に摂取することに対する抵抗感が国民全体に比較的うすくなっていた。

グルタミン酸ナトリウムのうま味調味料としての発見は歴史に残すべき快挙

そこで、化学調味料として多くの方から忌み嫌われているうま味調味料の歴史とその意味を考えてみることにする。まず最も早く発見された化学調味料としてのグルタミン酸は、今から100年以上前の明治40年に登場した。グルタミン酸は、当時東京帝国大学の理学部におられた池田菊苗《きくなえ》教授が京料理の昆布だしのうま味に注目してその成分を単離、構造決定をされたことに始まる。うま味成分として単離されたグルタミン酸ナトリウムを、少量色々な食品に添加してみると味が劇的に変化することから、食材の味を一段と良くする素晴らしい物質であることが明らかとなった。

すなわち、昆布のだしをいちいち取らなくても、グルタミン酸ナトリウムを添加することによって料理をおいしくすることが可能であることが明らかとなった。このようにしてグルタミン酸ナトリウムの有する素晴らしい調味物質としての可能性が発見された。

ところが、昆布からこの物質を抽出していては大変なので、グルタミン酸を構成アミノ酸として多く含む小麦のグルテンを加水分解して製造することが工夫され、大量に市販されることになった。そのため、このグルタミン酸ナトリウムをうま味調味料として最初に販売したメーカーは、その商品のデザインに小麦の穂を使用していた。このようにして日本では色々な料理をひと味おいしくする魔法の物質に恵まれた。

昭和30年代には日本の貧しくて味の悪い料理を、劇的に変化させる調味料として市場を大きく占拠していた。当然この調味料は料理教室等でも用いられ、NHKのラジオ、テレビ番組の料理教室でも必須の調味料であった。しかし、NHKはその公共性から特定企業の商品名を使用することはできないため、グルタミン酸ナトリウムを化学調味料と名付けた。

その当時は科学技術により日本の社会が大きく変革されつつある時代で、科学技術全般が賞賛されていたので化学調味料という言葉は、決して多くの国民にとって昨今のようなイメージではなく非常に進歩的なイメージを与えていた。

昆布のうま味成分としてのグルタミン酸の発見の後、小玉新太郎博士によってかつお節のうま味成分としてイノシン酸が、さらに國中《くになか》明博士がグアニル酸はしいたけのうま味を呈することを報告された。これらの化学物質は昭和30～40年代の料理をおいしくさせる物質として料理に欠かせないものとして認められていた。

当時の貧しい食生活の中で、まずいものをおいしく食べさせてくれる「化学の勝利としての」調味料は、林先生の著書の影響により頭を良くするすぐれものとして、日本中の多くの人がグルタミン酸ナトリウムを大量に摂取していた。

街中の食堂をはじめ、どこの家庭の食卓にもこの調味料の小ビンが置いてあり、醤油、塩、胡椒と並んだ調味料の一つとしてグルタミン酸ナトリウムに対する親しみが増していた。更には、グルタミン酸ナトリウムを販売していた会社が、食卓に置く振りかけ用の小瓶のキャップの穴を少し大きくした。このことにより、そのビンに入っているグルタミン酸ナトリウムは、一振りでそれ以前より少し多めに出るようになり、結果としてグルタミン酸ナトリウムの売り上げが大幅に伸びた。この売り上げ増加という経済効果は工夫次第でこんなに売り上げが伸ばせるようになる、と経済界では称賛された。

このように日本中の国民の多くが毎日グルタミン酸ナトリウムを調味料としてかなり使用していた。しかし、間もなくシャームバーグらにより中華料理店症候群（CRS）と命名された空腹時にグルタミン酸ナトリウムを多量に摂取したとき、ごく一部の人に灼熱感、顔圧迫感、胸痛、頭痛などを主徴とした症状が起こることが報告された。前後して超一流の科学雑誌「サイエンス」には、人間に換算したら信じられないような大量のグルタミン酸ナトリウムを妊娠しているマウスに投与し、胎児の脳に影響がでるという実験報告が掲載された。この二つの事項は大きなニュースとなった。

中華料理店症候群はしっかりした臨床試験で否定されている

現在においてＣＲＳは、臨床試験では科学的根拠を明確にするために最も信用されている二重盲検法という厳密な実験が行われ、完全に否定されている。脳神経関連の研究者の多くもこの症状を否定する実験結果を支持している。また、胎児への影響に関する実験結果に関しても量的に考えたら、日常生活の中で起こることはありえないことが明らかとなっている。

しかし、大量に使用すれば起こるという言い方で、ＣＲＳは現在もなお批判的である側の「化学調味料危険論」の重要な根拠となっているが、私はそれが間違いであると科学的に言い切れる。なぜなら世界保健機関（ＷＨＯ）、国際連合食糧農業機関（ＦＡＯ）、米国の食品医薬品局（ＦＤＡ）等の機関が、ＣＲＳがもし本当だったら大変として実験を伴う調査を行ったが、いずれの機関も安全性に問題がないと結論付けているからである。

このグルタミン酸ナトリウムの危険性を訴えておられる方に大きく欠如しているの

は「量の問題」であり、このような健康障害を食品から摂取して発生させるためには信じられない量の食品摂取が必要であることの意味が全く理解されていない。むしろ、適量使用で観察される山本教授らが出された実験結果の重要性に思いを馳せるべきである。

さらに、その頃アメリカでは添加物に対して「量に関係なく発がん性が少しでも認められる添加物は使用禁止にする」というデラニー条項が適用され、非常に多くの添加物が使用禁止になった。日本もこれに追随していくつかの添加物を使用禁止にした。このデラニー条項は「量に関係なく」という点に大きな問題があり、現在ではこの条項に対しての過剰反応が問題視され適用されなくなっている。

事実、幾つかの消えていった添加物のうちには通常の使用量の何百倍もの量を一生食べ続けた時にわずかに発がんの危険性が増加するようなものまで禁止にされた。後に取り上げるチクロなどもこの条項の過剰反応によって禁止されたと言われている。

こうした次々と報道される化学物質の危険性は、多くの国民になんとはない化学物質に対する不安感を育て上げた。そんな矢先に報道されたＣＲＳは「やっぱりグルタミン酸ナトリウムは良くないのだ」という確信と共に、「化学調味料」というネーミングで華々しくデビューしていた名称の「化学」という部分が、不安要素を強調する結果を導いた。

これらの報告の少し前に日本では水俣病、イタイイタイ病、ヒ素ミルク中毒事件など公害的な原因で、化学物質による悲惨な事件が次々と発生し、その原因が報道された。また、当時の農薬の毒性は非常に強く、散布中にすぐ近くを通過した人が死んでしまったり、自殺、他殺に使用されたりしていた。更には、バターイエローのような添加物に強い発がん性が報告され、使用禁止になるようなことも大きなニュースとして伝えられた。

このような食品公害や農薬問題が一段落しかかったときに、複合汚染や環境ホルモンの問題が持ち上がってきた。こうした化学物質の有する怖い報道は、多くの国民に化学物質、特に合成化学物質に対するそこはかとない恐怖心を植え付ける原因となった。

この恐怖心を植え付けられた世代の方々のトラウマは、現在においてもまだ消えてはいない。私もその一人である。日本全体を覆っている「天然物は安全だが、化学合成品は怖い」という概念の根底にはこのトラウマが大きく働いていると推測している。50代以上の理科系の先生、家庭科の先生、研究者や科学ジャーナリストのような方の中にも、近年の添加物の安全性の確保がどのようになっていて、危機管理的観点から考えたら、安全性をどのように評価すべきかをご存じない方が結構多い。この方たちの多くも、「無添加安全論」を推奨するようなお話を、学生にされたり、メディアにされたり、記事に書かれたりしている。私も講演のために添加物についての調査をすることがなかったら、全く同じことを話すかもしれない。

池田教授は、グルタミン酸を発見した当初にこの物質が感じさせる「うま味」は新しい基本味であることを提唱された。すなわち長い間人間の味覚としての味を構成する基本味は、甘味、酸味、塩味、苦味の四つであるとされていたが、グルタミン酸が感じさせる味は、従来のどの味にも属さず、「うま味」として存在すると報告された。

その後、多くの研究者によってこれらの成分の科学的研究が進められ、「うま味」という味は従来の四つの基本味に加えるべき味であることが確かめられた。近年「うま味」に関する受容体を介しての生理学的研究が非常にたくさん行われ、こうした調味料が有する生理学的機能がずいぶん解明された。現在は基本味としての「うま味」の存在はゆるぎないものになっている。この基本味としての「うま味」は日本で発見されたものであるが故に国際的にも「umami」という英語表現が用いられている。

このように誕生をし、一時期には日本の料理にとって非常に重要な存在価値を示したグルタミン酸ナトリウムを始めとする「うま味」調味料は、今では「化学調味料」として多くの国民から排除されようとしている。今の日本では、豊富な食材の入手が容易なので、うま味調味料なしでおいしい料理を作ることは可能であるから使用しないのは個人の勝手であるが、排除をする必要性は全くない。

減塩食の重要性とうま味調味料

しかし、問題はおいしい料理を作るためにはたくさんの食材からだしを取らなくてはいけない。そこには当然コストの問題が大きくのしかかってくる。このコストの問題はグローバル社会で国際競争の真っただ中にある食品企業にとっては重要な問題である。「うま味」調味料を使用すれば簡単においしくできる味と同じ効果を「うま味」調味料を使用せずに出すには業者は何をせざるを得ないであろうか。

最初に述べたように世の中は「無添加ブーム」である。こんな世の中で、コストをかけず「無添加」を標榜して味を保とうとする業者の中には、実際には「うま味」調味料をこっそり使用するところも一昔前にはあったかもしれない。しかし、今や消費者庁なる新しい監視体制も整い、内部告発も日常茶飯となり、メディアを含めて厳しい目にさらされている業者は本当に無添加に徹している。

ところが、そこに発生している怖い現象がある。先述のように、「うま味」は基本味として認められているが、基本味と定義される味は、残りの甘味、酸味、塩味、苦味の四つの味の組み合わせからは創ることができない。すなわち、本当の「うま味」を出そうとするならば、昆布、鰹節、シイタケなどを大量に使わなくてはいけない。

したがって、コスト削減のためには何かを代用して「うま味」的な味を出さねばならない。そのための簡便にうま味をごまかすための方法として食塩の使用がある。高血圧の人には一般に減塩食が勧められるが、減塩は単純に行うと、味がうすくなってまずくなる。しかし、だしを十分に利かすと減塩食も非常においしく食べられる。すなわち、「だしを利かせて食塩を減らす」ことは減塩食の基本的な考え方の一つである。言い換えれば、だしが使えなければ食塩で代用がある程度可能である。現実にそうしたことが行われていると私は感じている。

私は食塩感受性の強い高血圧症なので、減塩のみで血圧コントロールが非常にうまくいっている。そのために家庭料理は基本的に減塩に徹しており、外食の際も神経質なくらいに気を使っている。しかし、その努力の効果は、はっきりしていて、意識的に減塩に徹し始めてから血圧は安定しており、一時使用していた降圧剤の使用を今は中止できるまでになっている。

この減塩に徹した食事が私にもたらした効果の一つとして塩味に敏感になったことを挙げることができる。すなわち、外食の際に食塩の量がある程度判定できるようになっている。その私のいわば人間食塩センサーとして感じている「無添加」の問題点の一つが「うま味」の代用としての食塩の使用である。

ときどき食材にこだわった創作料理や割烹の店や、親父の頑固一徹無添加料理を掲げている店で、しばしば食塩の使用量の多さに驚かされる。そうした店の料理を食べた後、やたらと喉が渇くということを私は何度か経験している。

以上のように、食塩を使用することで「うま味」調味料を減らすことは可能である。しかし、ここで強調したいことは、このことが健康維持にとって想像以上に重要であるという問題である。世界的に食塩を減らすことの重要性が叫ばれている今日である。その大きな原因は血圧に対する影響である。食塩の血圧に対する影響は感受性の強い人と弱い人があるが、強い人の場合は減塩食によって血圧は確実に低下する。食塩感受性の強い高血圧症と推測される私も全くその通りであった。食塩感受性が弱い人でも減塩によって降圧剤の使用量が減少するという報告もある。

このように食塩は血圧を上昇させるから、可能な限り減らした方が良い。可能な限りなどというと、食塩はそんなにまで減らすと良くないと感じられる方もいるかもしれない。しかし、日本の現状では一般論として可能な限りの努力をしてちょうど良いくらいであると考えている。現在のところ、厚生労働省等の統計調査によれば特に強くは減塩食を心がけていない日本人は1日10g以上の食塩を摂取している。その一方で、日本高血圧学会は食塩の摂取目標量を6gとしているので現在の日本人の平均的食塩摂取量はかなり多いことになる。私は自身の経験からもこの高血圧学会の目標値は、食塩感受性の強い高血圧の方には是非とも早期に達成すべき目標であると確信をしている。そんな状況にある中で意味のない無添加論議から減塩がしにくい社会が構成されていることには大きな問題がある。

減塩はがんの抑制にも効果がありそう

高血圧と減塩の関係については因果関係がかなり明確になってきている。この血圧と食塩の関係の疫学的調査の過程でもう一つ明らかになってきたことは、がん、中でも胃がんの発生率が食塩の摂取量の減少に比例して下がってきていることである。がんの研究に関与している先進国のどの機関も現在は口をそろえて減塩ががんの予防に強く寄与することを主張している。そして、食事でがんから快復させることを試みている人たちも、がんに罹患してからでも減塩食の重要性を説いている。

ＷＨＯの調査研究の結果として、「食塩はおそらく胃がんのがん増殖因子の一つである」と結論づけている。日本の国立がん研究センターのホームページにも日本での調査結果として同じようなことを注意喚起している。すなわち、がんにならないようにする、または既にがんになった人でさえ、その抑制のために減塩の必要性が説かれている。

以上のようにグルタミン酸を始めとした「うま味」調味料は、今多くの日本人によって「化学調味料」という名称のもと、忌み嫌われ、追放の憂き目にあっている。しかし、グルタミン酸、イノシン酸もグアニル酸も、もともと私たちの体内に存在する化合物であって、全く無害な量を少々添加することで料理がおいしくできるのに、使用しないことはもったいないことであるかがお分かりいただけると考えている。

山本教授らの臨床試験の結果は、少なくともグルタミン酸の摂取量が通常より少ない人で若干の認知障害を有する人たちが、グルタミン酸の積極的摂取で正常化へ向けた変化が窺えることを示している。そして、「うま味」調味料を使用しないことによる食塩使用量の増加はそのまま、高血圧とがんという現在の日本では非常に重要な問題である疾病に対するリスクを増大させている。

しかし、今や日本では消費者は「無添加食品＝安全食品」として求め、企業もこぞって「無添加」こそ安全であるという姿勢をとりその供給に努力をしている。こんな現状を見るとき、消費者と企業に対し声を大にして「無添加」などという安全信仰は誤りであることを訴えたい。

さて、ここでこうしたうま味調味料を化学物質として排斥しようとしている人たちの幾つかの理論について検証をしてみたい。まず、化学調味料という言葉に対しては、一般市民の大半の方は石油などの化学物質を元に有機化学的に合成されていると感じておられる。しかし、例えばグルタミン酸はサトウキビやトウモロコシの糖分を発酵させて作られている。そして、イノシン酸、グアニル酸といった調味料も近年はすべて発酵法で生成されている。このように発酵させて作られた物であっても、添加物として粉末または薬品の結晶となっている状態を見せられると多くの方は危険性を孕んだ「化学調味料」という言葉に納得をしてしまうものである。しかし、そうした考え方は、麦やブドウを発酵させ、蒸留によってアルコールが濃縮された「ウイスキー」や「ブランデー」を化学合成飲料と表現をしたらおかしいのと同じような誤りである。

まずいものをおいしく食べることの重要性

次にグルタミン酸ナトリウムなどの使用は、昆布を使わずして昆布のうま味を感じさせているが、「このような手段で料理をおいしく感じさせられるのは手抜き料理であり、だましであり本物の料理ではない」と攻撃をされる方々の問題に回答をしたい。

これはうま味調味料の発見の経過から筋道をたててその本質を考えてみると非常に愚かな議論である。確かに料理の世界には「本物の味」という耳触りの良い言葉が重視され、そのように食材を選択し、「手作り」といった要素を入れることによりそれは最高の料理のようにもてはやされる風潮がある。さらに、食材としては極上の部分のみを使うことを理想として、まだ十分に食べられる部分を大胆に捨てることでグルメと称している人たちもいる。

そのような人たちや添加物を攻撃する方は、食べられないような食材を食べさせることに添加物を利用するようなことは、犯罪行為に近い、というような表現をされ、こんなことは直ちに止めるべきだと主張される。

私は「まずい物をおいしく食べさせることの何が悪いのか」と申し上げたい。まずい物をおいしく食べるということの素晴らしい話として、私はドイツへ留学していたときのことをよく思い出す。

30年近く前の話であるが、私は当時西ドイツのデュッセルドルフ大学付属糖尿病研究所に留学していた。ある日、研究所で私の共同研究者から「長村、お前はオックスシュバンツズッペを食べたか」と聞かれたことがあった。オックスシュバンツズッペというのは英語では「テールスープ」と言っている牛のしっぽのスープのことである。私は、まだ食べていなかったので、そのように回答したところ、「おいしいから是非食べなさい。あれはドイツ人の誇るべき料理だ」と説明した後で彼は非常に面白いことを話してくれた。

「オックスシュバンツというのは牛のしっぽのことだとお前も知っているだろう。だけどよく考えてみろ。牛のしっぽというのは、肛門のそばから出ているために毎日うんこまみれになっている。そんな汚いしっぽの上に、これがまた食べようと思うと非常に堅くて筋ばかりなので、焼いても煮てもまずくて食べられないようなところだ。しかし、私たちドイツ人はそこを何とか食べようと色々な野菜や香料を加えて長いこと煮込んで初めて食べられるようにしたのだ」とおよそこんな話であった。

私がドイツへ行った30年前にはマクドナルドは今ほど普及していなかった。そのために日本でハンバーグと呼んでいるメニューがドイツでは「ゲハックネスステーキ(挽肉ステーキ)」となっていた。そして、しばらくしてからハンバーグの語源はドイツのハンブルクの人達が食べていた「挽肉ステーキ」が語源であることを知った。

建国間もないアメリカにおいてはイギリス本土から移民した人たちが優位で、その他の国からの移民は少し低い位置にあった。そんな時代においてドイツのハンブルクからアメリカへ移住した人達は貧しい生活を強いられていた。肉の塊のステーキを食べたくても十分食べられないハンブルクから移民した人達が、ドイツにもともとあったメニューの挽肉ステーキを作って食べたことが語源となったと聞いている。そのステーキは、骨から削って取ったような屑肉を少しのまともな挽肉と混ぜ、さらにタマネギなどを刻み込んでステーキのようにして作られていた。決して今日のようなぜいたくなハンバーグとは異なる物であった。

すなわち、オックスシュバンツズッペもハンバーグも今はおいしい料理の一つかもしれないが、元はと言えば食べられないような肉を工夫して食べた結果の産物であることである。まさに「もったいない」の一言で、食べられないような食材を工夫して何とか食べられるようにしてきたのが人類の食文化の一つの在り方である。そして、食べられるところを限りなく食べるということは、私たちの食のために殺されている動植物へのせめてもの供養であると私は考えている。この生き物を殺して食べるから隅々まで食べる「もったいない」の精神を教えることこそが、命の大切さを教える食育の基本を支える一つの事象であるとも考えている。

さらに化学調味料と言ってうま味調味料を排斥する人たちがよく話される内容に「化学調味料グルタミン酸ナトリウムにはナトリウムが入っているから食塩の使用量が減るというのは嘘です」とさも理論的に語られる。しかし、昆布だしの化学成分としてのうま味調味料の使用により食塩の使用量が減ることは、実験的に証明されている重要な事実である。「だしを効かせて食塩を減らす」は高血圧者向け料理の基本である。以上の話から化学調味料という蔑称でうま味調味料を排斥することのナンセンスさがお分かりいただければ幸いである。次に4大添加物の一つとして排斥されている人工甘味料について論じさせていただく。

当たり前であるが人工甘味料は血糖値を上昇させない

私はドイツに留学して以来しばしばドイツを初めとしたヨーロッパに出かけている。そして、どこのホテルの食卓にもおいてある人工甘味料チクロの錠剤が入った小瓶を見る度に昔のボスとの会話を思い出す。私の留学先は糖尿病研究所であったが、私が留学した少し前に、日本では人工甘味料チクロが発がん性を理由に禁止になっていた。

研究所に勤務し始めてしばらくした時、グリス所長が「日本はアメリカやイギリスの真似をしてチクロを禁止にしましたね、なぜあんな素晴らしいものを禁止にしたのかね、僅かばかりの、しかも恐らくあり得ない発がんの可能性と、糖の使用量が減ることによる、特に糖尿病やその予備軍の人たちにとって糖の使用量が減ずることの利益をどう考えているのか。後者の重要性の方がはるかに意義が大きい」と若干毒々しいという感じで日本がチクロを禁止にしたことを非難された。彼の意見では「確かに、非常にたくさん毎日かつ長年使用すれば発がんの可能性はあるのかもしれない。しかし、日常の使用量を考えて行われた実験では全く発がん性は認められないのだから馬鹿みたいな量を使用した実験などを取り上げるべきではない」と量の問題を明確に指摘しておられた。

そして、量の問題を具体的に「体重60kgで血糖のコントロールがまるでできない人に5gのグルコース（ブドウ糖）を飲ませたらどれだけ血糖値が上昇するか計算してみなさい」と問いかけられたが、この解答を出してみて、私もなるほどと感じた。体重60kgの人の血液量を5Lとすると、5gのグルコースは5、000mgなので100mg／dLの血糖値を上昇させることに相当する。すなわち、コーヒー1杯に入れても十分甘くならないような量の糖で、血糖値が100mg／dLも上昇することになる。これを血糖に影響しない人工甘味料に替えれば血糖はまるで上昇しないことになる。

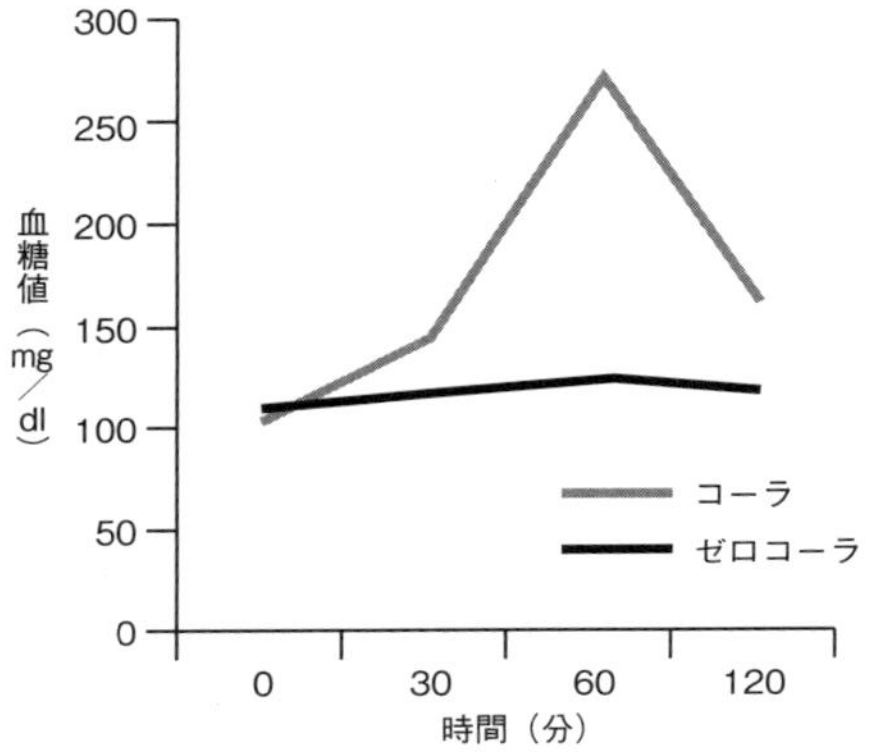

図1　普通のコーラとゼロコーラを飲んだ後の血糖値の変化
被験者：長村洋一

実際に私は血糖のコントロールが良くないので、普通のコーラと甘味料が人工甘味料で作られているゼロコーラを飲んだ時の血糖値の変化を調べた結果を図1に示す。普通のコーラは飲んで60分後には優に250mg／dLを超えていたが、ゼロコーラでは血糖値はまるで上昇しなかった。糖分が入っていないから当たり前の結果ではあるが、グラフを目の当たりにするとグリス所長の怒りの声が聞こえてくる感じである。

そして、事実この所長の主張は正しかった。1970年代から80年代にかけて行われた米国のがん研究所を始めとする世界各国で行われたチクロ発がん性実験はすべて失敗に終わっている。そして、猿を用いた長期投与の実験の結果も含めて考慮し、米国の幾つかの行政機関がチクロには発がん性は認められないとの結論を宣言している。

このチクロの禁止に関する日本とドイツの在り方は非常に興味深い対比の例である。すなわち、ドイツは発がん性があるとの報告に対してもその使用量から考えた時、発がんのリスクより糖尿病予備軍の人たちの糖の消費量を減らせることの重要性を考えて禁止にしなかった。一方、日本やアメリカは発がん性のリスクの方を採用したわけであるが、結局発がん性は確認されなかった。

そして、その時にもグリス所長が言っていたように無茶苦茶な投与量でやっと発生するような結果を問題にすべきではない、と言っていた量の概念の指摘は、今なお非常に重要である。

添加物はもともと意味がなくて使用されているわけではない。何らかの目的があって添加されているわけであるが、そのリスクとベネフィットのどちらを取るかは、厳密な量の概念に基づいた科学の問題として論じられることの重要性を改めて主張したい。

ところで、人工甘味料の使用に関する警告的な論文が昨年（平成26年）に「ネイチャー」誌に掲載されてかなりの反響を呼んだ。しかし、この論文のデータの出し方には種々問題が指摘されている。そして何よりも、人工甘味料は危ないなどと解釈した糖尿病の患者さんが通常の糖を使用したコーラを飲んだら、私のような血糖値の変化を起こすことは明らかであるから人工甘味料も必要な人には必要であると考えて使用する方が良い。

健康管理に有用な添加物

以上のように、人工保存料、うま味調味料、人工甘味料など排除対象とされている添加物の必要性を論じた。さらに、これらの添加物のみではなく、平成27年2月現在認可されている指定添加物（４４６品目）、既存添加物（３６５品目）の有効利用がどれほどこれからの日本国民にとって重要な働きをするかについて論じよう。

食と疾患という観点から、藤田保健衛生大学の東口高志《ひがしぐちたかし》教授が実行しておられる、治療のために料理をおいしくすることがどれほど大切かを知ることができる成果を紹介させていただこう。東口先生は三重県鈴鹿市出身で三重大学の医学部で学ばれた外科医である。彼は、三重大学を卒業後、米国に留学された。そこで栄養サポートチーム（NST:Nutritional Support Team）という医師、薬剤師、栄養士等で組織された集団が行う患者さんの栄養管理を目的としたチーム医療の成果の凄さを学ばれた。

病院内で行われるＮＳＴによる栄養管理が、術後の患者さんの快復や、寝たきりの患者さんの部位が壊死《えし》するような床ずれの治癒に対して効果が非常に大きいことを東口先生は目の当たりにされた。当時日本では全国どこの病院でもＮＳＴなるチーム医療は行われていなかったので、先生は日本でもＮＳＴによる治療を行うことを胸に秘め帰国された。

帰国後すぐに三重大でもＮＳＴを組織して栄養管理による新しい治療体制を作るこ

とを提案されたが、まるで相手にされなかった。現在でも全国にはこのＮＳＴによるチーム医療を軽視するベテラン医師は少なくないが、当時の日本ではＮＳＴは行われていなかった。さらに日本の医学部の教育課程では栄養学が教えられていないので、今でも多くの医師が栄養の重要性は分かっても、どのような栄養管理が治療成績を大幅に上昇させるかということの理解はできにくい状態にある。したがって、東口先生のＮＳＴによる治療の提案を十分理解できる医師は少なく、当時としては他の病院でも同じように受け入れられなかった可能性はある。

その内に、先生は所属する医局から鈴鹿中央病院へ出向を命ぜられたので、その病院でＮＳＴの組織編成を提案されたところ、病院側に受け入れられた。そこで、日本で最初のＮＳＴによる患者さんの栄養管理による治療が行われた。その後、東口先生は鈴鹿から尾鷲総合病院を経られて現在の藤田保健衛生大学に移られた。その間もずっと日本のＮＳＴ医療の普及に努めておられ、現在日本では非常に多くの病院がＮＳＴ組織を編成しており、真面目にＮＳＴに取り組んでいる病院では大きな治療成果が上がっている。

がん患者さんに対してのおいしい食事の効果

東口先生は、緩和ケア病棟におけるがん患者さんの栄養をされる中で、がん患者さんの多くはがんで死んでいないと次のような談話を発表しておられる。

東口先生が手術と同じくらいに、あるいはそれ以上に頼りにしているのが、栄養療法だ。実は、がんで死ぬ患者の本当の死因が悪液質という場合が少なくない。本当にがんで死ぬのはまれだと先生は考える。また、がんの進行とともに患者から生きる力を奪っていく主犯も栄養障害という場合が多い。病棟に入ってきた末期がん患者の栄養状態を見るとほぼ全例に中等度以上の栄養障害状態が認められるという。その原因というと、意外なことにがんの進展による悪液質や消化管閉塞によるものは少なく、むしろ〝積極治療期間〟中の栄養管理に問題があることによって栄養障害を来した医原性栄養障害例が多いという（日経オンラインメディカル記事：がん医療の現場　藤田保健衛生大学七栗サナトリウム　生存期間を延長する緩和医療より)。

がん患者さんの栄養状態を良くすると、がん細胞も元気になると心配される方もいる。しかし、東口先生のNSTの成果を拝見する限りにおいてその考え方は大きな間違いであることが分かる。がん患者さんは、エネルギー消費が大きいので十分なエネルギーを供給し、栄養状態を個々のがんの状況に対応させると、免疫力を含めての体力の回復が生じ、末期の患者にあってはがんの疼痛も軽減されるのみではなく、快復することすら珍しくない。

実際に東口先生がおられる藤田保健衛生大学病院の緩和ケア病棟における栄養管理による成果には信じられないようなことが起こっている。通常、緩和ケア病棟に入ってこられる患者さんは、現代のがん治療のすべてを経られて、手の施しようがない、すなわち現代医学から見放された患者さんばかりである。

このような患者さんの中にそのカルテに「Y」という記号を付けられる患者さんが時々出るそうである。この「Y」の意味を東口先生は次のように説明しておられる。

緩和ケア病棟に入院される患者さんは、亡くなることを前提に入院して来られた患者さんである。しかし、栄養管理による治療によりある程度、時にはかなり快復して退院にこぎ着けられたのだから、本来亡くなる予定であった方が生き返られたことになる。そこで、「蘇り」の頭文字の「Y」を付けていますとのことである。これは、患者さん側から発言すれば、まさに末期がんから救われた、という状況となるが、そんなことが現実に起きている。

東口先生が栄養治療で非常に重視しておられることは、口から食べることである。先生の指導を受けた管理栄養士は、食欲が非常に落ちている患者さんに、おいしい、と言って食べてもらえる食事を出すことが私たちの重要な仕事であると口を揃えて言っている。彼女らの話を聞くと、患者さんが自分たちの作ったシャーベットなどを口にして「おいしい」と言った患者さんの多くが、それから次第に食が進むようになると言う。そして、食が進み始めた患者さんには、そのがんの状態に適した栄養バランスの取れた栄養補助食品を組み合わせて食べてもらうようなことが行われ、栄養補給がうまくゆくと相当元気になられることがしばしば起こっていると言っている。

東口先生のNSTによる治療では、特にがんに有効とされる健康食品などを使用しているわけではなく、その患者さんにとって必要な栄養素を、必要なだけ上手に供給しているのみである。がん患者には嚥下《えんげ》障害を伴っている方がかなりいるが、嚥下困難者用の食事には、トロミ剤のような添加物の使用が不可欠である。この緩和ケアにおける治療成績を拝見すると、バランスの取れた栄養成分の供給の重要性と、そのために添加物の使用は避けられないことが浮き彫りになってくる。

おいしい食事は結局免疫を高め治療効果を強化する

東口先生は、がんと闘うには腸を使うことの重要性を強調しておられる。腸管は、近年免疫機能と非常に密接な関係があることが明らかとなってきているからである。そして、免疫機能が良くなると全身の機能が回復してくることを示す多くのデータも出ている。腸を使うためには、多くの食物が腸に運び込まれなければならないが、そのために重要なことは食欲を増大させることである。食欲増加のためには、食欲を司る脳の視床下部と呼ばれる部分に存在する摂食中枢を刺激すれば良いが、この摂食中枢を刺激するのにうま味受容体が重要な役割をはたしていることが近年明らかになってきている。

例えばグルタミン酸ナトリウムは、うま味受容体に結合して私たちにうま味を感じさせるが、その時にその信号は受容体を通じて大脳皮質味覚野に伝えられ、最終的に視床下部の摂食中枢を刺激する。摂食中枢が刺激されれば食欲が進み、栄養が取れるようになり、体力が回復することにつながる。言い換えれば、料理をおいしくすることは、単においしいという幸せ感のみではなく、免疫力も含めた体力の回復につながっているのである。

東口先生のNSTによる栄養管理のみではなく、介護などに用いられている栄養補助食品は非常に多種類開発されていて、健常人が食べてもかなりおいしいものがたくさんあるのが最近の状況である。ここでも、これら栄養補助食品の多くが、非常に多種多様の添加物を用いて作成されていることを強調したい。

多種多様な添加物使用は医療費抑制に不可欠

話は変わるが、平成25年の医療費の総額は39・3兆円で、26年度はおそらく40兆円に達すると言われている。しかもその内訳をみると半分以上が65歳以上の人たちの医療費である。今後ますます高齢者社会になって行くので、この医療費がさらに必要になることは目に見えており、国家として非常に深刻な問題である。

ところで、多くの医療費を必要とする疾患を平成25年の死因から見てみると、がん、心疾患、肺炎、脳血管疾患の順となっている。実はこの四つの疾患は、食生活とかなり密接に結びついていることが明らかである。非常に多くの臨床試験や、疫学調査によって血圧、血糖、中性脂肪、コレステロール、尿酸、γGTなどについて食生活の健康におよぼす効果の重要性はまとめられ、報告されている。例えば、世界がん研究基金が出したがん予防10カ条が、国立がん研究センターのホームページに掲載されている。それは、次のようであるが、2番目の項目を除いて全て食生活に直結した事項である。

1. 肥満にならない
2. 運動する
3. 体重を増やす飲食物を控える
4. 植物性食品を摂る
5. 動物性食品を控える（加工肉は避ける。乳製品は推奨されない）
6. アルコールは控えめにする
7. 保存、調理（塩分摂取量を1日に6g以下に。カビのある穀物や豆を避ける）
8. サプリメント（栄養補給はサプリメントに頼らない）
9. 母乳哺育（母親を乳がん等から守る。子供を肥満や病気から守る）
10. がん治療後（がん予防に詳しい専門家の指導を受ける）

以上の10カ条は、もしがんにならないようにしようとするならば、食生活を徹底して変えなさいということを意味している。さらに、もう一つ注意しなければいけないことは、ここに無添加食品を食べなさい、などということは全く書かれていないことである。無添加、無農薬などにこだわった食事をしても、全くと言ってもいいほどがん予防には意味がないということで、何をどのように食べるかがもっと重要なことである。このようにがんにとって食生活の見直しは極めて重要なことであることが分かるが、実はその他の多くの病気、またはその予備軍の方においても食生活の在り方は非常に重要である。

最近の医療関係で見かける疾患とその対策のための食生活を見てみると、次のような食事を必要とする人がいることが明らかである。

糖尿病、その予備軍、メタボの人約4、000万人

　↓　低エネルギー食が必要
血圧が高い人約4、300万人
　↓　減塩食が必要
中性脂肪が高い人約2、000万人
　↓　中性脂肪の少ない食が必要
要介護、術後などで嚥下が困難な人約700万人
　↓　食べやすい食が必要
慢性腎不全（CKD）の人約1、300万人
　↓　低たんぱく質高エネルギー食が必要
窒息死、誤嚥性肺炎などを防がなくてはならない後期高齢者約1、500万人
　↓　事故を起こしにくい食が必要

以上のような食事を必要とする人は総計すれば全国民の数を上回ってしまうが、重

複する方を差し引いた人数でざっと計算してみても、6、000万人くらいはいると推測される。少なくともこれらの人たちは、本物の味などと言って食べたいものを食欲のままに食べることは、明らかに体に悪い。しかし、食べたいものが目の前にあって、食べられない、ということは非常につらいことである。私自身の経験した減塩、低エネルギーの食事においてもそのつらさは痛感させられた。

逆に言えばこうした通常の食生活が許されない人の数がこれほど多いということは、その人たちに必要な食を供給することのできる大きな市場が眠っていることを意味している。実際食品会社はこれだけの市場を最近意識し始めているので、上記の方々に適した食事、または加工食品を供給することを多くの食品企業が手掛け始めてきている。

そんな企業が一堂に会する展示会が年に1回ずつ東京のビッグサイトで開催されている。私はここ数年毎年見学しているが、年々その内容が飛躍的に進歩している。本年（平成27年）も2月に開催されたが、この展示会を見学しながら多くの企業の方に、この加工食品を作るのにこんなに添加物を使用しても健康のために良いのですか、と若干ひっかけ的質問をさせていただいた。この質問に対してほとんどの企業が、確かに言われる通りかもしれませんが、添加物を抜きにしてこの加工食品はおいしく作れないし、使われている添加物は安全な物ばかりである、と回答された。中には、なんとくだらない質問をするのだ、と言わんばかりに不快感を露わにされた感じで回答をされる方もみえた。

結論から言えば、約6、000万人の対象者がおいしいと感じて食べられる食品を作成しようとすれば、添加物を抜きには作成できないことが明らかとなった。例えば、食塩を極端に減らしたうどんなども出ていたが、いわゆる手打ちうどんなどとして販売されているものに引けを取らないようなコシを感じさせる製品があった。これなどは、加工デンプンを上手に使用して食塩を使わずに製麺してできていた。また、誤嚥性肺炎を防ぐために種々な食材を使用して、嚥下がうまくゆかない人向けに作成された食品は、試食してみてもそれなりにおいしく感じられたが、これらの食品には例外なく添加物の増粘多糖類が、嚥下能力のレベルに応じて使用されていた。

　これら展示されていた加工食品は、その食品しか食べられないような人にとっては非常にありがたい食品である。しかし、そうした食品はどうしても添加物を使用しないとできないものが多いことも明らかだ。なぜなら、前記約6、000万人向けに必要な添加物抜きの本物のみでできた食事メニューは管理栄養士なら一通り知っていることであり、病院等の現場では実際にそれなりに供給されている。しかし、患者さんからは、そうしたメニューは一般的に評判が悪い。評判が悪くなるのはそうした食事がまずいからである。

　ところが、このまずさは添加物の上手な使用によりかなり解決できる。言い換えれば、添加物の上手な使用により、本来まずくなってしまう食品をおいしくさせることができるようになる。このことは、通常の食品を食べられない人たちに、曲がりなりにも食べた気になれる食品が提供できる社会を創りだせることを意味している。人は食べたいものが食べられないということは非常につらいものである。それが、添加物の使用により健康を害することのない、もどき食品として供給されることは、必要な人にとっては非常に重要なことであり、そんな食品がふんだんに供給される社会が実現すれば、6、000万人の方々が健康な生活を送ることに非常に有用である。

添加物使用でできた食品を揶揄してはいけない

宇宙飛行士の若田さんが、ご自身や同僚の尿から精製した水を飲料水として乾杯をしているテレビのニュースが報道されたことがある。この場面では若田さんが、チューブに入った飲料水を、他の飛行士と一緒においしそうに飲んでいる姿があった。しかし、その中味は彼らの尿などの排泄物も含めた液体から精製された水である。

このようにして宇宙船の中で飲料水が作り出されるということは、まさに科学の勝利で素晴らしい技術の一つである。この様子を「汚い」とか「危ない」と非難される方が、もしおられるとしたら大変失礼なことである。それは、若田さんたちはその水を生きるために飲まなければならないからである。「気持ち悪い」という感情から、自分は飲むのはいやだ、と言うことは仕方がないとしても「汚い」「危ない」という非難は当たらない。おそらく、この再生水は私たちが日頃飲んでいる水道水などよりはるかに純粋で綺麗だと推測されるからである。それなのに、例えばその水を飲まなければならない人に、その水がどんなものから作られたかをことさら強調して「よくそんな怖い水を飲むね」などと言われれば、気にせずに飲んでいた人も気持ち悪くなりおいしい水として飲めなくなってしまう。

しかし、これは科学文明に対する大きなブレーキとなる。すなわち、安全で綺麗な水に対して、そのルーツを問題として「汚い」とか「危ない」と言うことは、科学の問題と感情の問題の混同である。しかし、添加物の世界では、これを非難する人たちが「石油から合成されている」、「おがくずからできている」、「虫から抽出した」などと、使用されている原料をあげてことさらに消費者の感情的反感を煽っている。そして、添加物に対し、ただ「添加物が入っている」ということだけで食に問題があると意識している人たちの多くは、科学的な理解に立たず、感情論のみで知らず知らずのうちにおいしく食べられる食をわざわざまずくしてしまっているのではないかと危惧をしている。食における感情の問題の重要性を最後に紹介しよう。

私はかつて生活協同組合コープ神戸広報室の新聞「きょうどう」の取材を受けた。その取材の主な目的は、生協の会員の方に会報を通して無添加至上主義にあまり意味がないことを知らせるために先生の話を取材したいとのことであった。そして、その記事は「きょうどう」の平成22年7月号に掲載された。その大見出しは「食品添加物とどうつきあうか」で、サブの大きな見出しとして「化学物質の適正使用と有効活用なくして21世紀の食は語れない」という記載があった。

その記事の中には、小見出しとして〝安全か否かは「量」の問題〟と明確に量の問題を非常に重要なことと紹介している。この記事が添加物を全て悪者視している人たちに最も多い誤解の原因となっている「量の無視」を強く戒めた記事となっており、私がいつも市民講座等で話をしている意図が正確に伝わっている内容であった。この取材をされた記者との会話においても無意味な無添加論争の持っている精神的な問題を見事に感じさせてくれる一場面があった。

取材に来られた記者の方は開口一番、「神戸生協は無添加ハムを最初に作ったことを誇りにしているところですから、添加物はないほうが良いと確信している人が非常に多く、その人たち向けの記事になります。そして、私はもともと文系ですので科学にはあまり強くありませんからよろしく」とおっしゃった。しかし、その取材の姿勢には話を一つも聞き逃さないようにという熱心な気持ちが非常に強く感じられた。投げかけられる質問は、一つ一つがかつての市民講座の後でよく出てくるような質問であったが、私も一生懸命回答をさせていただいた。

取材は3時間余に及んだが、記者は、取材を終えられた後で「無添加至上主義の多い会員通信に先生から伺った内容をどこまで理解できるように伝えられるか自信がありませんが、今日は本当に新しいお話をいただきましてありがとうございました」との挨拶をされたうえに、「でも、先生のお話を伺って、今まではだしの素を使うたびごとに罪の意識を感じていましたが、食文化の一つのあり方だということが分かって気楽にだしの素が使えるようになりそうですし、使った料理をおいしいと素直に感じても良いことが分かって随分と気が楽になりました」とおっしゃった。このように世の中に流れている無添加至上主義的な発想は、食の安全・安心を考える人たちに知らない間に安全な添加物を使用することに対して罪の意識を植え付けている。

意外に多い？　添加物使用に対する罪の意識

記者が帰られた後で研究室に戻り「今日取材に来られた生協の方が、私の話を聞いて罪の意識なしにだしの素が使用できる気になれて随分楽になった、と喜んで帰られた」と話したところ、大学院生の一人が「先生、私もそうですよ、最初先生から添加物の話を聞いたとき随分とカルチャーショックを受けましたが、あれ以来だしの素を使用するようになりおいしい物を素直においしいと感じられるようになって気が楽になりました」と言い出した。そこにたまたま居合わせた事務職員の女性も「私も先生の話を聞いてから罪の意識なしにだしの素が使えるようになり、それでおいしく感ずることが悪いことではないと考えるようになって気が楽になりましたよ」と追加発言があった。

実は、同じような発言は市民講座で私の話を聞いた方の感想として何度か耳にしてきた。その人たちに共通しているのは、だしの素を使うことに罪の意識がなくなったことと、そのことによりそれまでよりも素直においしいと感じられるようになった、ということであった。生協の記者の取材話がきっかけとなり研究室では暫く添加物と罪の意識と味の問題が議論の対象となり種々な話題に花が咲いた。

その議論の中で明らかになってきたのは、神戸生協の記者や大学院生の罪の意識は、うま味調味料を使用することが料理をするものの手抜きである、という無添加を大切にする人たちの食文化論的なものに根ざしている、という側面であった。いずれにしろ彼らにとって、今まで無添加が良いと感じていたことは、単に観念的な問題のみではなく、微妙な形で味にまで及ぶ精神的圧力となっていたことが明らかになった。

それは「何でもおいしく食べられることは幸せなことである」と私は考えているか

らである。

うま味調味料においても量の問題がある

うま味調味料を容認するとしてもその使いすぎを問題にして結局は無添加が良いという結論に達しておられる方にも時々遭遇する。しかし、塩、砂糖、胡椒、唐辛子などの調味料も信じられないくらいたくさん使用する人たちがいる。そして、その人たちがおいしいといって食べる料理を私は残念ながらあまりおいしくないと感ずる。すなわち、ここにも料理に添加する化学物質の量が大きく関係をしている。うま味調味料を使い過ぎてはいけないという注意は、塩や砂糖を使い過ぎてはいけないという注意と同次元の問題であるから、同じ調味料なのにうま味調味料のみを使用しないことを良しとするのは奇妙なことである。

少なくとも、安全を守るためとか手抜きになるからといってうま味調味料を使用することに罪の意識を感ずる必要性がないことは明らかになった。そして、そうした精神的圧迫感を持ちながらおいしい食事をまずくすることはつまらないことではなかろうかと私は考えている。ただ明らかなのは、どちらも極端に偏ると結局は味に関する感受性の世界が狭くなってしまうことである。食文化を大きくして行くのにはひたすら伝統を守るという姿勢も必要であるが、新しいものを取り入れてゆくのもまた食文化の方向性の一つであり大切なことである。

多幸之介先生と受講生幸寄さんの体・憩・室

S：化学調味料無添加、と書いてあると安全でおいしそうだと感じていたのが、お話を伺って考えが少し変わりました。ところで、うま味調味料に対して我々の体の中にその受容体があるとのことですが、受容体の働きがよく分かりません。

T：例えば、グルタミン酸ナトリウムはうま味受容体に結合して「おいしいものを食べたよ」という信号を脳へ送ります。そうすると脳はその信号に応じてさらに食欲を増進させるような信号を消化器に発信します。このように、受容体はある特定の物質と結合して、体内に様々な情報を発信する働きを持っています。

S：うま味調味料を添加した料理が知的状態に大きな変化を与えた実験結果は驚きでした。

T：本当にそうですね、これはおいしいものを食べた時の満足感のようなものが、精神面にも大きく影響するという例だと思います。

S：グルタミン酸ナトリウムはアミノ酸だと思いますが、他のアミノ酸はうま味にならないのですか。

T：面白い質問ですね、他のアミノ酸もグルタミン酸ナトリウムほどではないけれどうま味成分として働きます。したがって、たんぱく質を分解してできたアミノ酸の混合物が調味料として用いられていますし、グリシンなどの単一のアミノ酸でも呈味料として用いられることもあります。

S：減塩食は私も試したことがありますが、あまりおいしくなかった経験があります。うま味調味料を使用すれば食塩を減らしてもおいしく食べられますか。

T：減塩に対してうま味調味料だけで対応するのは大変だと思います。私は減塩10カ条というのを教えられて実行しましたが、だしを効かせて行う減塩以外にも種々の方法があります。

S：先生が徹底した減塩食で血圧のお薬が必要なくなったというお話は、先生の場合だけのお話じゃないですか。

T：いいえ、逆です。WHOはじめ世界中の学者が減塩による血圧への影響を強く訴えています。私の場合それを実行してみたら、その通りだったということです。最近とみに言われ始めているがんに対する効果も考慮して私は減塩の重要性を訴えています。

S：東口先生の始められたNSTの成果はがん患者さんが主ですか。

T：いいえ。多くの疾患に適用され、それぞれが大きな成果を上げていますよ。

S：今回のお話を伺っていて、改めておいしく食べるということが、健康にとって精神面も含めて重要であることが分かりました。

T：おいしく感ずることが身体機能におよぼす影響については今後の研究でもっと明らかになると思います。

S：そうすると、うま味調味料の少量の添加でおいしくなる場合は添加した方が良いということですね。

T：その通りです。

S：お医者さんが教育課程で栄養学をあまり勉強しておられないという話は驚きでした。

T：それは私も大変問題だと考えています。医師が、今以上に栄養に注意を払ってくださり、管理栄養士の方たちが活躍してくだされば、多くの生活習慣病の予防と治療は飛躍的に進歩すると思います。

S：食べたいものが食べられない人のために、添加物を使用して作る〞もどき食品〞が約6、000万人もの病者または病者予備軍の人達に必要だという先生のお考えは、まさに「逆転の発想」と興味深く伺いましたが、そんなに添加物を使用しても安全性に問題はありませんか？

T：良い質問ですね、添加物が安全であるかないかは、その化学構造と量に密接に関係します。では、これから添加物の危険性、安全性の問題をお話していきましょう。

第3章

食品は本質的に危険をはらんでいる

食品の本質から分かってくること

「食品」という単語を広辞苑で引くと「人が日常的に食物として摂取する物の総称」と記載されているが、もう少し丁寧に言えば「人や動物の栄養となりえる、あらゆる食用となるもの全般」である。この食品の本質が一体何であるかをよく考えてみると、天然自然であることは、実は怖いということが見えてくる。そして、真に健康を支えるための食生活に何が必要であるかが明らかになってくる。そこで、まず食べるという日常生活の行動においてその対象となっている食品の本質を改めて考えてみよう。

テレビの旅番組で、可愛らしいレポーターが露天風呂に入って歓声をあげ、湯上がり後、地元で丹精込めて育てた牛肉の一切れを卓上コンロの陶板から左手で受けるようにして食べ、「おいし〜い、口の中に肉汁が広がってとってもジューシー!」といった場面はよく放映されている。

彼女は残忍なことをしている意識はないだろうが、その牛肉を食べられることの裏には、その牛がどこかで殺され、肉の塊にされたという事実がある。ただ、その殺すという殺伐とした仕事が分業で行われているから私たちの目に触れないに過ぎないのである。その屠殺場《とさつじょう》の光景とは次のようなものである。

20年以上前、私は実験のために、種々の動物の血液が必要となり、屠殺場へ血液をもらいに行っていた。初めて血液をもらいに行った時に牛が殺される場面を見たショックは忘れることができない。引っ張り出された牛は、眉間を叩かれて大きく崩れるように倒れた。その牛の首に短く鋭い刃物が大きく入れられ、その首からあふれるように勢いよく流れ出る血液をバケツで受け取った。その凄惨な場面に加えて生臭い匂いに足が震え、自分自身が思わず倒れそうになった。

しかも、牛は屠殺されるときに1頭ずつ屠殺場に引っ張り出され、前の牛が殺される姿を見せないようにされていた。そのようにするのは、牛は別の牛が殺される場面を見ると、次が自分の番だと分かり暴れることがあるから1頭ずつ引き出す、と説明を受けた。毎日多量に殺されている牛たちに気の毒な思いが湧き、一種異様な感情にとらわれたのを今でも鮮明に思い出すことができる。

なぜ牛は毎日殺されるか

毎週のように血液採取に屠殺場に出かけて同じことを繰り返しているうちに、最初ほどのショックが和らいでゆく自分を責める日もしばしばあった。悶々としながらも毎週通っているうちに「私たちが肉を食べるから動物が殺されるのだ」という当たり前ではあるが大変重要なことに気付いた。

もし、誰も肉を食べなかったら牛も豚も全く殺されないはずである。私たちは肉を食べるときに動物が殺される様を考えながら食べてはいない。というよりそんなことを考えたら肉を食べられなくなってしまう。

実際、屠殺場へ連れて行った学生の中にはしばらくの間、肉が全く食べられなくなってしまった者もいたことが、その事実を物語っている。そんな凄惨なことがなぜ毎日大量に行われているのだろうか。これは、私たちが肉を食べるからである。どんなにきれいな格好をし、すましながら食べていても、死んでいった動物たちのことを考え、人間の生きるための〝業《ごう》〟を忘れてはいけない。

肉を食べることがそんなに残酷な行為であるとするならいっそベジタリアン（菜食主義者）になろうか、と思われる方もいるかもしれない。世の中には動物の肉を一切口にしない人たちがいる。彼らの多くは、宗教上または動物を殺さないという主義から一切の肉類を口にしない。

筆者の知り合いのドイツ人の学者にもベジタリアンがいる。30年ほど前に彼が日本まで訪ねてきた時に一緒に外食するときなど本当に大変であった。

彼は、徹底したベジタリアンだったので、だしに魚が使用されているからという理由で、うどんまで駄目であった。一緒に連れてきた他の外国人学者とおいしい魚料理を食べている横で、パンときゅうりとトマトをかじっている様はなんとも奇妙であった。それでも彼らはその主義を崩さない。もし、世の中の人全部がベジタリアンばかりになってしまったら屠殺場は確かになくなるのは明らかである。

しかし、ベジタリアンになれば生命を奪うことがないのだろうか？　そうではない。

野菜あるいは植物も立派な生き物である。決して野菜は人に食べてもらおうと考えて成長しているのではない。彼らには彼らなりの〝一生〟がある。

しかし、動物を食べるのに比較したら、いわゆる〝殺す〟という実感が少ないのは確かである。それは彼らが食べられる時に物言わず暴れもしないからである。けれども野菜たちは食べられることによってその一生が終わっていることには違いない。

事実これを細胞のレベルで考えれば動物を殺すのと本質的に変わらない。なぜなら、科学的に言えば、食物を構成している細胞が口の中で噛み砕かれて消化という形で、物理的、化学的に変化させられ化学物質として吸収されているからである。

生きるためには他の生命を絶たねばならぬ

私たちの食べて生きてゆくという日常的な行為をよく分析してみると、当たり前のことであるが、他の生物を殺して食べているのである。イギリスの動物生態学者、C・エルトンはそのことを食物連鎖における生態系のピラミッドと名付けて次頁の図のよ

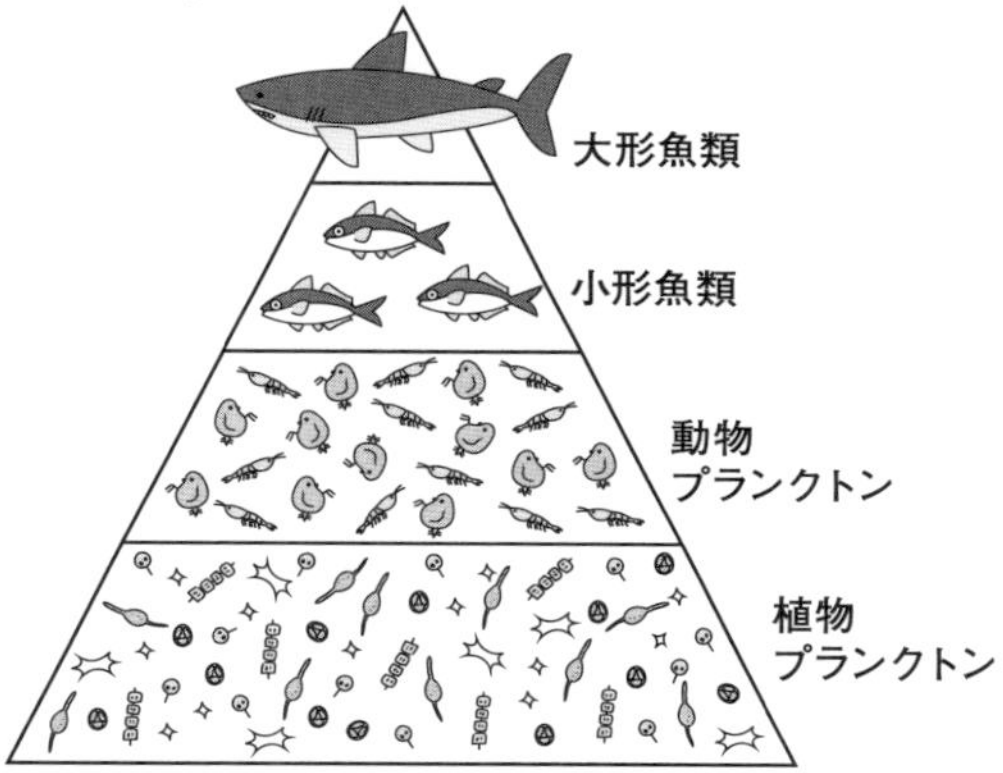

図2　エルトンのピラミッド

うな例えを挙げている。

すなわち、植物プランクトンはわずかのミネラルと太陽の光と水、炭酸ガスで個体を維持しているが、動物プランクトンは植物プランクトンを食べ、イワシなどの小魚が動物プランクトンを食べ、その小魚を大型魚類が食べているので、その数を比較すると図のようなピラミッドになる。

海の中を単純化してみるとこんな図になるが、地球規模の生態系で見るともっと入り組んで複雑になってくる。しかし、確実なことは上位にある生物は下位の生物を殺して食べているという事実である。地球上における生態系ピラミッドの頂点に位置している私たち人間もその例外ではないので、毎日多くの生命を奪って生きているのである。そして、どんな生命体も他の生命体の餌になるために生きているのではない、という明らかなことから導き出せる一つの結論がある。それは、自己防衛である。

田舎で育った私は小さい頃、家で飼育していた数羽の鶏とウサギのエサの草を取ってくることが仕事として課せられていた。その時に親から「鶏やウサギの調子が悪くなる」という理由で幾つかの草は取ってはいけないと教えられた。毒セリのような草を取ってはいけないというのはよく分かったが、採取禁止の植物にクローバーが入っていた。クローバーによく似た蓮華は採って良いのに、クローバーが禁止になっているのは奇妙だったので親に聞いてみたがその理由は分からなかった。

しかし、最近になって「クローバーは3月頃から葉の中に猛毒のシアンを合成する。それは春先になって虫が出てきて食べられないように自分を守るためだ」という話を聞いた。まさに、クローバーの知恵である。

放牧をしている牧場では牛を外に出したときに、彼らが蕨《わらび》を食べないように神経をとがらせている。それは蕨を牛が食べると、白血球や血小板の減少を起こし血尿を出すようになるが、その原因となる主成分はなんと発がん性物質、プタキロサイドである。私たちは蕨を食べるときに、いわゆるアク抜きをするが、この過程でこの物質はほとんど分解されているから、蕨を食べたらがんになるというような心配はしなくて良い。しかし、生で食べたり、アク抜きをせずに食べたりして中毒が発生したという報告はある。

奄美大島、沖縄地方には「ソテツ地獄」という言葉がある。これは、食べ物に窮した人たちがソテツの実をよく水にさらさずに食したときに発症する急性中毒の症状を指して言っているのである。ソテツにはサイカシンという国際がん研究機関が発がん性に関してグループ2B（人に関する発がん性が疑われる）に分類される毒物が含まれている。サイカシンは水に十分さらせば溶けて出てしまうが、不十分だと人に障害を発生させる。

このように多くの植物は私たちにとって有害な物質を含んでいる。それは、とりも直さず植物が他の生命体の餌となることを目的として生きていないことの証である。彼らは彼らなりに自分の子孫の繁栄を考えているに違いない。しかし、襲われたときに動物のように逃げることのできない植物は、まさに〝化学兵器〟で抵抗すると考えるのが妥当である。

柿なども実が青いうちは渋くて食べられないが、熟してくると甘くておいしくなる。これは柿の種が充分に種として次の世代へ命がつなげるようになったとき、動物に食べてもらってよその地で子孫を繁栄させるためである。柿の種は動物が丸呑みした時、胃の中で消化されずにそのまま糞として外に出てくる。

ほとんどの野菜には発がん性物質が入っているが野菜は食べるべし

植物が動物に食べられないように自分の体を守る例は調べてみると非常にたくさんある。したがって、やみくもに周りの植物を食べたら間違いなく健康障害を発症する。

逆に言えば今私たちが日常的に食べている野菜は、植物全体のほんの一部でしかない。その野菜ですら危険な物質を含有している報告を紹介する。

現在も多くの企業によって添加物、医薬品などの新化合物開発が日々行われている。1〜3万個の化学物質を研究調査して、医薬品として製品になり得るのはその中の一つくらいだ。人間が利用するために合成されたり新しく発見されたりした化合物は、必ず発がん性の試験を行わなくてはならない。しかし、何万個とある化合物一つずつをすべて動物実験をするとなると大変な時間と費用を必要とし、試験される動物もかわいそうである。

そこで、発がん性の動物実験を行う必要性の有無を簡単に見極める方法がないかと実験を重ね、有用な試験法を編み出した学者がいる。カリフォルニア大学のB・エイムス博士である。微生物を用いて発がん性の可能性を調べる「エイムス試験」は、現在もその改良法とともに発がん性スクリーニング（選別）試験としてよく行われている。

エイムス博士は自身が開発した試験で、日常摂取している野菜の中に陽性になる物質がどれくらい含まれているかを精力的に調べた。その結果、ほとんどの野菜に陽性物質が含まれていることが判明した。

しかし、この試験はスクリーニング試験なので、陽性だったら必ず発がん性物質と断定できるわけではない。そこで、彼は本当に発がん性があるかどうかを、文献または実験によって確認した。アメリカ科学会誌に掲載されているその報告の一部を次頁の図に引用するが、ほとんどの野菜に発がん性物質が含まれているという内容である。

こんな話題を提供するのは、野菜や果物を食べると危険だという主張をするためではない。エイムス博士もこの論文の中ではっきりと次のように言い切っている。

「アメリカ人は1日に1・5gの発がん性物質を野菜から摂取している。しかし、これくらいの少量に含まれる危険性には意味がない」。

以上のようにほとんどの野菜には発がん性物質が含まれているという事実がある一方で、たくさん野菜を食べる人ほどがんにかかりにくいという疫学的な報告は山のよ

身近な果菜類	含まれる発がん性物質	およその濃度（ppm）
ウイキョウ、バジル	エストラゴール	3000 ～ 3800
オレンジジュース、マンゴー、コショウ	リモネン	31 ～ 8000
キノコ	ヒドラジン安息香酸	11 ～ 42
キャベツ、カリフラワー、カラシ菜、西洋ワサビ	アリルイソチオシアン酸	12 ～ 72000
ココア	メチルベンジルアルコール	1 ～ 3
ゴマ	セサモール	100 ～ 10000
サクランボ、リンゴ、ブドウ、モモ、プラム、ニンジン、セロリ、ナス、レタス、ジャガイモ、コーヒー	カフェ酸	50 ～ 1800
ジャスミン茶、バジル、蜂蜜	酢酸ベンジル	15 ～ 230
ナツメグ、ニクズク	サフロール	100 ～ 10000
パセリ、セロリ、セリ	メトキサレン	0.8 ～ 32
パイナップル	アクリル酸エチル	0.07
リンゴ、アプリコット、サクランボ、モモ、ナシ、ブロッコリー、キャベツ、ケール、コーヒー	クロロゲン酸	50 ～ 21600

表1　野菜、果物に含まれる発がん性物質一覧

うにある。したがってがん治療や予防を研究している学者は、例外なしに野菜の大量摂取は、がん予防に役立つと勧める。例えば、国立がん研究センターのホームページには、野菜や果物の摂取と胃がんの関係に関して次頁の図のような報告をしている。

これは国立がん研究センターがしっかりと行っている疫学調査の結果だから、かなり信頼性の高いデータであると思われる。ここで注意を払わなくてはいけないのは、野菜を食べたとき野菜に含まれる発がん性物質と最初に接触する臓器は胃であることだ。

単純に考えるならば、野菜の中の発がん性物質全量が最初に胃を通過するはずである。それにも拘わらず、野菜を多く摂取する人に胃がんが発症しにくいということの意味することは非常に大きい。すなわち、ある物質が食品に含まれていたとしても、その作用は、ただその物質が入っているということのみでは発現しないということである。作用の発現のためには、そこに存在する物質の「量」が非常に大きな因子の一つとなるのだ。

野菜に発がん性物質が入っていても、野菜をたくさん食べる人にがん患者が少ない理由は、その量が少ないことと、β《ベータ》-カロテン、食物繊維等、共存する物質の防御作用によるとされている。

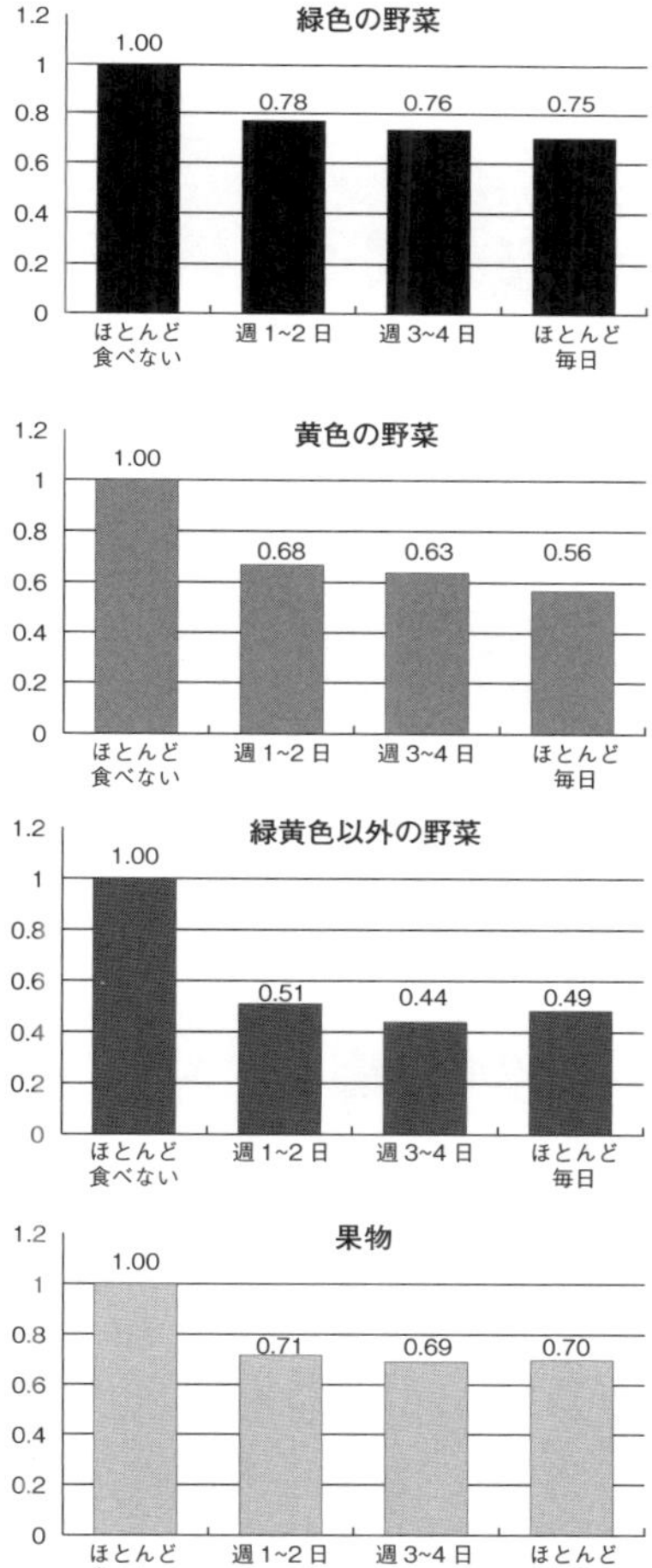

図3　果物、野菜摂取と胃がんの関係
(国立がん研究センターのホームページより引用)

自然は体に優しくないことは、料理の目的からも見えてくる

多くの食物は食べる前に、料理されて出される。食品を手間暇かけて料理をしてから食べるのは、動物の中でも人間の大きな特徴である。広辞苑には「料理」は「食物をこしらえること。また、そのこしらえたもの」とある。その大きな目的は食品を加工して、消化、吸収をしやすくすること、さらにはおいしくして食べやすくすることは勿論であるが、忘れてならないのは安全性の確保である。

私たちが日常的に摂取している食品の食中毒防止のために加熱調理はよく行われる。この加熱調理の目的の一つは殺菌、もう一つ重要なことは、加熱によって食品そのものが有する有害物質を無毒化することだ。

例えば、身近な食品である穀類、豆類、野菜にはレクチンというたんぱく質が含まれている。これらの食品から精製されたレクチンは、細胞学を中心とした最先端の生命科学の研究に欠かせない試薬である。そのまま食べると消化器障害がまず表れるが、その中には重篤な症状を発生させるようなものもあり、実際に大きな食中毒事件も発

生している。

例えば、調理された白いんげん豆はおいしいが、この豆を生で食べたりすると瀕死に至る消化器障害が発症する。それはこの豆の中に含まれているレクチンというたんぱく質が引き起こすのである。しかし、レクチンはたんぱく質なので加熱すればその活性を失い、食べても全く問題を引き起こさない。

約10年前に十分加熱しない白いんげん豆で、ダイエットができるというテレビ番組が放映されて、実行した人たちが救急車で搬送される、という騒ぎが発生したことがある。この番組ではダイエット成分は加熱しすぎると効果がなくなるので、軽く加熱して食べることを教えたが、生のままで食べた時の怖さを全く警告しなかった。そのために不十分な加熱の豆を食べ、多くの中毒者が発生した。

以上のように、食品中には食中毒菌がない状態であっても、生のまま食べたら何が起こるか分からないような化学物質が多く含まれているのである。ゆめゆめ、自然の食品はそのままが私たちの体にとって最も優しい、などと信じてはいけない。現在、私たちが生で食べることのできる食品を知っているのは、人類の長い歴史の中で先人たちが、時には死んでしまうという事件を通して獲得した知恵に基づいていることを忘れてはいけない。

アクリルアミドという発がん性物質は、茹でたり蒸したじゃがいもにはほとんど入っていないが、ポテトチップスなどの揚げ物になるとその加熱の状態に応じて濃度が上昇する。アクリルアミドは食品中のアスパラギンというアミノ酸と糖類の加熱によって生成する。したがって、この物質はポテトチップスだけではなく、コーンスナック、ケーキ・パイ類、トースト、ポップコーン、麺類、インスタント麺、チャーハン、米菓などに含まれている。国際がん研究機関はこの物質をグループ２Ａ（人に対する発がん性がおそらくある）に分類し、食品安全委員会は「遺伝毒性を持つ発がん性物質」と規定している。

畜肉、魚肉などタンパクを軽い焦げ目がつく程度に加熱するとタンパク中のアミノ酸からTrp-p-1、Trp-p-2、Glu-p-1、Glu-p-2といった発がん性物質が生成することが知られており、これらを国際がん研究機関はグループ２Ｂ（人に対する発がん性が疑われる）に分類している。さらに焦がしてしまうとベンツピレンなど発がん性のある多《た》環《かん》芳《ほう》香《こう》族《ぞく》炭《たん》化《か》水《すい》素《そ》（ＰＡＨ）が生成する。

食品衛生法などのガイドラインが何もない頃から人間は畜肉、魚肉などをおいしく調理したり、保存したりするために、蒸したり、焼いたり、燻製にしてきた。こうした調理方法と、その調理によって発生する食品中の発がん性物質に関し注意すべき論文がある。

私は燻製が大好きだが、燻製はＰＡＨ含量が最も高い。だが、燻製ではなく添加物を使った燻液に浸された肉ならば、ＰＡＨを含まない。こうした結果が分かっていても私は燻製肉を食べる。次頁の表をご覧になった方の中には、これからは燻製肉を控えようと思う方も出るかもしれない。その必要はないとまで言うことはできないが、わずかな危険性がある中で食べたいものを食べるか止めるかは自己判断にお任せするということである。

処理	PAH（ppb）	発がん性 PAH（ppb）
スチーム　1.5 時間	8.6	検出不可
ロースト　0.8 時間	127.6	15.0
燻製　3 時間	526.8	52.6
皮付き炭焼き　1.5 時間	299.7	21.5
皮なし炭焼き　1.5 時間	319.4	4.7
添加物の燻液を使用したステーキ肉	0.3	検出不可

表 2　アヒルの肉の調理により発生する多環芳香族炭化水素（PAH）　J.Agric.Food Chem. 45 1394(1997) より

はっきりしていることは、少し焦げた魚や焼き肉を少々食べたくらいでは発がんしない。含まれる発がん性物質の量が十分でないからだ。すなわち、濃度が低すぎる物質は、その物質の有する能力を全く発揮できないということである。こうした化学物質による「化学的発がん」は、ある程度以上の濃度がないと発現しないということを記憶にとどめておいてほしい。先述のように、発がん性物質の入った野菜をたくさん食べる人にがんが少ないのは、そもそも野菜の発がん性物質の含量が低いことに起因している。しかし、繰り返し多量に食べれば発がんの可能性は出てくる。したがって世界がん研究基金の予防の10カ条では燻製品をあまり食べないようにと警告している。この事実は、私たちに食文化に対してどれだけ危険性を考慮すべきか、という人生観的な選択を要求してくる。

また、油で揚げたり、クッキーなどのように製造過程に多くの油を使用する食品は、時間と共に味が落ちてくるが、味がマズくなるのは油が酸化することが大きな原因である。この酸化した油の中には、過酸化脂質と総称される物質が多く含まれるが、この過酸化脂質は老化促進物質、発がん性物質と目されている。健康食品の業界でブルーベリーや茶カテキンなどがもてはやされているのは、生体の中で発生する過酸化現象を抑制することがその理由となっている。

このように、食材そのものには含まれていなくても、その食品を調理したり保存したりする過程でも私たちの体に有害な物質は発生してくる。ここに挙げたのはごく一部の例であり、食品化学、調理科学の専門分野ではこうした問題をどのように防ぐかが重要なテーマとなっている。

添加物がなかったら、安全な食品など世の中にはない

以上のように、私たちは生きるために他の生物を殺して食品として摂取しているが、食べられる側の生き物は人間に食べてもらうために生きているのではない、という単純な原則から、食品には自然からのしっぺ返しとしての危険性が絶えず含まれていることはご理解いただけたことと思う。すなわち、食品はその本質において危険性を内在している。その危険性が添加物を添加することで、どれくらい増加するのか、また、その増加は添加物の有する利点を捨てるほど大きな危険性であるかを議論してみよう。

ここで改めて伝えたいのは、食品とは、非常に多くの化学物質からできた塊であるという事実だ。その食品を構成している化学物質にはほとんど例外なしに、一定量以上摂取すれば私たちにがんを含めた重篤な健康障害を引き起こす可能性のある物質が含まれている。そのような、そもそも危険性をはらんだ食品やそのままではおいしくない食材を、安全でおいしく食べられるようにするために添加物が用いられている。安全でおいしい食をいかに消費者に届けるかが、もともと添加物使用に課されている

重要な課題であることを忘れてはいけない。

最近出版された添加物批判の書籍に、ハンバーグ弁当の材料はこれだけなのに、こんなに添加物が使用されている、という記述があった。この弁当の表示だけから見ると確かに食材に対してたくさんの化学物質が添加されているように感じるかもしれない。そこで、この食材を構成している化学物質の主な物質名を列挙して比較した図を次頁に示すが、含まれている物質（ミネラル、有機化合物）の数は、添加されている添加物の数の比ではない。

そして、同時に注意しなくてはいけないのは、こうした食材が本来有する化学物質の量は、どんな加工食品においてもそこに添加されている添加物より桁違いに多い。勿論、多いのは、化学物質の種類だけではない。量においてもほとんどの化合物が添加されている添加物よりはるかに多いことだ。しかも、食材に本来含まれている化学物質の中には、食塩よりもはるかに毒性の高いアミノ酸や天然有機化合物なども含まれている。さらに、ミネラルの最後の部分を見ていただくとお分かりのように猛毒の

【原材料名】

塩飯、ハンバーグ、ポテトサラダ、スパゲティ、福神漬、加工デンプン

（添加物）

調味料（アミノ酸等）、増粘剤（加工デンプン、増粘多糖類）、グリシン、酢酸Na、pH調整剤、ソルビット、リン酸（Na）、乳化剤、酸味料、甘味料（サッカリンNa）、保存料（ソルビン酸K）、香辛料抽出物、着色料（カラメル色素、紅麹色素、紅花色素、赤102、黄4、黄5、赤106）、香料

図４　問題として取り上げられた表示

塩飯、ハンバーグ、ポテトサラダ、スパゲッティ、福神漬に含まれているミネラル

ナトリウム、カリウム、カルシウム、マグネシウム、リン、鉄、亜鉛、銅、マンガン、セレン、クローム、モリブデン、ヒ素

塩飯、ハンバーグ、ポテトサラダ、スパゲッティ、福神漬に含まれている有機化合物

アミロース、アミロペクチン、食物繊維、サイアミン、リボフラビン、ピリドキシン、コバラミン、葉酸、ビオチン、トコフェロール、ニコチン酸、パントテン酸、メナキノン、ヘモグロビン、アルブミン、グロブリン、コラーゲン、遺伝子、アクチン、ミオシン、ミオグロビン、グリシン、アラニン、ロイシン、バリン、イソロイシン、セリン、スレオニン、グルタミン酸、グルタミン、アスパラギン酸、アスパラギン、リジン、アルギニン、ヒスチジン、フェニルアラニン、チロシン、トリプトファン、プロリン、ヒドロキシプロリン、システイン、シスチン、メチオニン、クレアチン、クレアチニン、アデニン、グアニン、シトシン、チミン、ウラシル、飽和脂肪酸（パルミチン酸等多種類）、不飽和脂肪酸（リノール酸等多種類）、ホスファチジルコリン、ホスファチジルセリン、フォスファチジルエタノールアミン、フォスファチジールイノシトール、ステロイド化合物（コレステロール等）、スフィンゴ糖脂質等々

図５　図４の食材を構成する物質を化学名で表記

「ヒ素」が入っている。これには現時点で次のような問答ができる。

Q：ヒ素が入っているって本当ですか？

A：残念ながら本当です。

Q：どうしてですか？

A：お米の中にわずかですが含まれているためです。実は、お米だけでなく海藻にも含まれているのです。

Q：安全ですか？

A：日本の長い食文化の歴史の中で食べられてきた食材ですので、大丈夫だと思いますが、内閣府の食品安全委員会が現在その安全性の評価を行っています。

実は、この弁当で最も問題にすべきで、かつ現在学会でも明確な結論が出されていないのはヒ素の問題である。少なくとも実験まで行われて安全性が確認されている添加物よりも、食材そのものが含んでいる既知、未知の化学物質の安全性に関しての方がはるかに重要である。食の安全問題にまじめに取り組んでいる学者は、すでに安全性が確立されている添加物より、こうした日常的に摂取する通常の食品中に含まれている化学物質が本当に安全か、という問題に取り組んでいる。

したがって、この弁当が添加物を抜きにしようがしまいが、その構成している化学物質の安全性という観点で見る限り、差がないと言い切れる。それを添加物が使用されていることをあえて変に表現し、あたかも非常に危険な食品であるかのように印象づけ、一般の方々に食べることを躊躇《ためら》わせるのは嫌がらせ以外の何物でもない。

一部の学者が極論的な見解を、感情にまかせて発言し、一般市民を不安に陥れているが、それはまともな教育者や、添加物を少し扱っただけの人がやっていいことではない。後で触れるが、一時世界中を沸かせた環境ホルモンは最近あまり騒がれなくなってきている。これは環境ホルモンについて騒ぎ立てる人が少なくなったからである。

環境ホルモンに関しては、今後も調査実験の継続が必要だが、この問題で反省すべき重要な点が一つある。それは、世の中を騒がせることを目的としたデータねつ造ともいうべき学者の報告と、それを針小棒大に取り上げて世の人々を脅したメディアの合唱があった、ということである。

食品の危険性を論じるとき、その議論は時に対象食品を消費者が排斥する、というような重大な結果に導く可能性が非常に高い。それだけに食品科学に携わる学者、研究者の発言はその根拠を明確にすべきであり、その危険性を論ずるときにはそれらが排除されることによって失われるものも合わせて論じなければならない。

多幸之介先生と受講生幸寄さんの休憩室

S：食品は元来生き物だというお話は、言われてみればその通りですが新鮮でした。そして、野菜にはほとんど発がん性物質が入っているということは驚きでしたが、野菜をたくさん食べても大丈夫ですか。

T：野菜をたくさん食べることは基本的に体に良いと考えていただいて結構ですが、特定の野菜のみを大量に摂取されるのは控えられる方が良いです。

S：どうしてですか。

T：例えばアマメシバ事件という野菜で起きた事件があります。この野菜はインドネシアの方では今でも日常的に食べられていますが、台湾でこの野菜がダイエットに効果があると評判になり、大量に食べた人たちがたくさん死んでしまった、という事件が発生しています。これなども特定の野菜のみを多量に食べると、結局はその中の一部の化学物質が害をおよぼすということにつながっているからです。他にも国外で問題になり日本でも禁止になっている野菜にコンフリーというのがありますが、これも毒性成分が判明しています。このように、自然の野菜だから大丈夫と言うことはできないですね。

S：じゃあ、やっぱり野菜はあまり食べない方が良いのではないですか。

T：そのように極端な考えに走ることがいけないのです。講義の中でもお話ししたように、日常的に私たちが食べている野菜は食べた方ががんにならないというデータは、はっきりしています。それはまず、入っている発がん性物質の量が少ないことと、同じ野菜に入っているβ-カロテンといったような物質が発がん性を抑えてくれるからと考えられています。ただし、色々な野菜をバランス良く食べ、いままであまり食べたことのない野菜が、健康に良いなどと言われてもその野菜ばっかり食べるのは控えた方が良いですね。

S：分かりました。ところで、ハンバーグ弁当のお話では、添加物が入っていても入っていなくても安全性には全く変わりがなく、入っていなければただまずくなるだけだというお話は非常に参考になりました。でも、お米のヒ素の話は本当に大丈夫ですか。

T：はっきり言えませんが、意識していただきたいのは、安全性が十分確かめられている添加物の化学名をやたら怖そうに並べて危険性を煽る人の話に耳を傾けて、本当の食品の安全性を見失わないようにして欲しいということです。

S：ありがとうございます。結局どんな食品でも偏って極端に摂ると危ないということですね。

T：その通りです。体に良いものでも多量に摂取すれば体に悪いことがあるということです。では、今度は量の問題を考えましょう。

第4章

安全・非安全の判断に必要な量の概念

この人の質問が笑えますか?

ある消費生活センターの講演で添加物の話をしたときのことであった。私の講演が終了するやいなや、待ちかまえていたように真面目そうな女性の方が質問をされた。その問答は次のように行われた。

質問者:今日の先生のお話は大変分かりやすくよく理解でき勉強になりました。そこで、一つ質問があるのですが、ソルビン酸のような保存料は、どんなにたくさん食べても絶対に問題がないのですか?

長　村:いいえ、講演の中でも申し上げましたように、大量に摂取すればどんな物質でも健康に被害がでます。

質問者:ほら、先生は、添加物は安全だと言っておられますが、量の問題でごまかしていらっしゃるじゃないですか。先生は安全だとおっしゃってもたくさん食べれば毒になるわけですから実際には危険じゃないですか。

長　村：いいえ、ですから添加物として摂る程度の量では問題が発生する可能性はない、と申し上げているのです。そして、保存料を添加することによる利益を考えたら加えた方が良いと申し上げたのですが……。

質問者：私は、どんなに大量に食べても保存料は絶対安全かどうかを聞いているのです。

長　村：ですから、大量に摂ればどんな物質でも毒になります。しかし、添加物として摂る量では何の問題も起こりません。

質問者：先生の理論は間違っていると思います。大量に摂れば毒だということが先生も分かっておられるではないですか。ですから本当は毒物なのに少しなら安全だとごまかしているではないですか。

長　村：ですから、毒性があるかないかという点から申し上げれば、食塩でもアルコールでも大量に摂れば死にます。どんな物質でも大量に摂れば毒性がでます。

質問者：何回もお聞きしますが、私がお尋ねしていることは、保存料はどんなにたくさん食べても安全かということです。先生は大量に食べれば体に悪いが少しなら安全だという言い方で、毒物を安全だとごまかしているではないですか。

長　村：ですから何回もお答えしているように、どんな化学物質も量が過ぎれば……。

と、この問答は同じような話の繰り返しでしばらく続いたが、理論がかみ合わないのは、質問者に量の概念がないために生じているトラブルである。この会場にいた多くの聴衆は私の講演を通してどんな物質も量の問題が大切で、量が過ぎれば毒性がでるという話を理解しておられた。そのため、私と質問者の押し問答にも似た議論の中で、質問者が量の概念を理解しておられないことは、分かる方には分かっていた。繰り返される問答にうんざりして嘲笑的な笑いを投げられる方もかなりおられた。

こうした会場で一般の方が皆の前で質問をするのにはかなり勇気のいることである。したがって、この質問者は相当に自信をもってこの意見をおっしゃっていたと考えられる。この方がもし学生ならば、「あなたは今の講義で何を聞いていたのだ」と叱りつけるが、市民講座では聴衆に対してそうした態度をとることもできず、時々発生する苦労である。同時に、量の概念がなく、感覚だけで物事を判断しようとする人たちに、量の概念を持ってもらい物事を納得させることの重要性と難しさを痛感している。

おにぎりの中に入っているグリシンを食べて成長障害が本当に起こるだろうか

少し古い話になるが、ある都市の消費生活センターが主催された添加物の講演会の終了後に、40代くらいの女性数名に囲まれて次のようなご注意を受けた。

「先生の今日のお話は全般的には添加物はそんなに心配する必要がないというか、むしろ重要だというようなお話でしたが、私は全然納得していません。例えば、古米を新米のように見せることのできるグリシンには添加量の上限が決められていませんよね。したがって業者は使いたい放題になっているのですよ。何で安全などと言えますか。実際、業者が何をやっているかは分からないのですよ。先日ご講演をされた別の先生は、ご自身が勤めておられた添加物の会社でのひどさを振り返って、良心の呵責からその会社をお辞めになりました。その先生は、業者は誰も消費者のことなど考えていませんよ、と講演で言っておられました。あの先生のように本当のことをお話しいただけるなら信用できますが、長村先生は何もご存じないようですね」と厳しいご意見をいただいた。

その「先生」とはベストセラーになった添加物の暴露本を書かれた方を指していた。当時はご自身を〝添加物の神様〟と自称してあちこちで講演をしておられたので、その信者の方々だろうと推測しながらその批判をお聞きした。彼女の後ろにいた数人もその話に頷くように首を振りながら、どうです、返す言葉がないでしょう、というような顔をして私を凝視しておられた。

他の方も「ＭＳＧは神経をダメにするのですよ。そんな化学調味料が安全なものですか。とんでもないですよ」とグルタミン酸ナトリウム（ＭＳＧ）を攻撃してこられた。さらに「人工着色料は発がん性物質いっぱいのタールからできているのですよ。コチニール色素は虫から抽出した色素ですよ」などと次々に添加物の名前を挙げて「安全性は心配ないと言うのは、行政と業者と御用学者だけで、あの先生のような方の真実の声を先生ももっと勉強してください」と相当な剣幕で意見を述べられた。

しかし、話を聞いているとどうも奇妙なことに気付いた。それは、彼女たちはグリシンも、MSGなる略号で言っているグルタミン酸ナトリウムもダイオキシンなどと並列させて怖い化合物のように言っておられることであった。

そこで、「皆さんが攻撃されるグリシンも、グルタミン酸も皆私たちの体の中にもともとある物質ですから量の問題だけで、少量添加されていてもそんなに問題ではないですよ……」と話したところ一部の方が非常に驚かれて、「本当にそんな怖い物が私たちの体に入っているのですか」と逆に聞かれた。ここで彼女たちの添加物に対する恐怖の源が分かった気がした。すなわち、添加物＝天然自然に存在しない化学合成された物質＝危険物質、という方程式が頭の中に構成されていることである。

そこで、「グリシンは皆さんが大好きなコラーゲンを食べたら最も多く分解されて出てくるアミノ酸であり、グルタミン酸も私たちの筋肉などを構成しているタンパク質の構成成分であって、人間の脳の中では1時間に700gも合成され分解されている、神経系にとっても非常に重要なアミノ酸である」ことを説明した。さらに色々と話しているうちに、最初の攻撃的な姿勢はかなり和らいだが、納得はされなかったようであった。

その時に彼女らが問題にしていたグルタミン酸については、講演の中でもそれが私たちの体にもともとあることまでは触れなかった。当然それくらいのことはご存じだろうと考えたためであった。だが、一事が万事こうだとすると、その日の私の講演は、真実どこまで理解がされたか疑わしくなると同時に、こうした方々に化学物質の話をするときにおける重要な注意点が理解できた。

その後、彼女たちのグリシン問題の情報源が女性週刊誌に掲載されていた「ラーメン+餃子でがんに、おにぎりで成長障害に」という大変怖い表題の記事であることが分かった。この記事の中に確かに、「グリシンには使用上限量が決められていない。業者はどれだけ使用しているか分からない。しかし、グリシンによる成長障害を指摘する学者がいる」といった内容があった。グリシンで成長障害を起こすことはできるが、そのためには体重50kgの人の場合、毎日150gくらいの量を約3カ月摂取しなければならない。したがって、もしこの記事に書いてあることをおにぎりで起こそうとするならば、何トンというおにぎりを3カ月以上毎日摂取しないと発症しない。量を考えたらナンセンスな話である。

この練りうには本当に危険か

次頁に示したのはある会社の練りうにの食品表示である。

「この表示をよく見てください。この食品中に添加されている物質Aと物質Bを単独でたくさん摂取すると、次のような事が起こります。

物質Aを多量に服用した方は血圧が非常に高く、極度な不整脈状態になり病院に運び込まれ、間もなく心肺停止状態になりました。物質Bを多量に服用した方は悶えながら非常に激しい嘔吐を繰り返し、そのうちに昏睡状態に陥り、数時間後に心肺停止

名　　称　練　り　う　に
原材料名　塩うに、小麦粉、砂
糖、卵黄、エチルアルコール、乳
たん白、調味料（アミノ酸等）、
糊料（グァー）、着色料（黄4、黄5）
塩うに含有率　　　　６５％
内 容 量　　　　　　４５ｇ
賞味期限
15. 5. 30
LOT/R9B2
保存方法　高温、直射日光をさ
けて、常温で保存。

図６　ある食品会社の練りうにの表示

状態になりました。

あなたはこんな怖いものが入っていることを知っていましたか」

とこんなことを言われた時、添加物の糊料（グァー）か着色料（黄4、黄5）のことと思われるかもしれないが、それは間違いである。物質Aは塩うにの食塩で、物質Bはお酒の主成分エチルアルコールである。

解答を聞かれたら「なんだ、そんなことは当たり前じゃないですか。だけど練りうにを食べたくらいでそんなことは起こらないでしょう」とこの質問に反論されることと思う。その通りである。練りうにの中に入っている程度の量の食塩やエチルアルコールでこのような症状を起こそうとしたら、前述のグリシンのように、非現実的な量の練りうにを食べなければならないのである。

しかし、同じような手口での脅しは、常套手段として使われているといっても過言ではない。先述のグリシンの質問も、同じ類の話を聞かされた人たちの恐怖心が話の本質をねじ曲げているのであって、現実には何でもない。すなわち、とんでもない量を食べれば起こることだけを強調するので、量に関係なく入っていると聞いただけで人は気持ち悪くなってしまうのである。そこで、添加物の量の問題を少し考えてみよう。

健康食品素材クエン酸でも量によっては死ぬ

毒性学のもっとも重要な基本概念を表すものとして「どんな物質も毒物である。それが毒物になるかならないかは単に量の問題である」という、ルネサンス時代の医師・パラケルススの有名な言葉がある。近年の生命科学の研究で、私たちの体に入った化学物質に対しては、どのように処理されるかが分子レベルで明らかにされてきたが、この研究成果により、今やパラケルススの概念を次のように説明できるようになっている。

私たちは体に入ってきたほとんどの化学物質をその物質ごとに処理する酵素群を持っていることが明らかになっており、化学物質によりその処理のされ方が異なっている。したがって処理ができやすい化学物質とそうでない化学物質によって、入ってきたときの処理できる量が異なる。どんな化学物質でも処理できる量を超えて体に入ってくると、その物質は私たちにとって明らかに毒物になる。

この化学物質を処理する酵素群は生物の種類によってかなり異なっている場合がある。細菌などの微生物と人間が異なることは何となくお分かりのことと思うが、哺乳類同士でも大きく異なることが珍しくない。

例えば、人間の健康に良いとされるタマネギを、犬や猫に絶対食べさせてはいけない、ということはご存じの方も多いと思う。その理由は、タマネギに入っているあの匂いの一成分でもあるアリルプロピルジスフィドという化学物質を、犬、猫、ネズミばかりでなく牛なども含めてかなりの動物は人間ほど処理できる酵素群を持っていないからである。

この物質は溶血性貧血という症状を引き起こすが、極端になると大腸菌O157のベロ毒素と同じように溶血が原因で死んでしまう。犬、猫には実際にそうした報告がある。このように、人間には化学物質を処理する能力があるが、その処理能力を超えると毒になるということをよく頭に入れて以下の内容を読んでほしい。

アルコール、酢酸、クエン酸のように、私たちの生活に密着した化合物でも摂りすぎれば健康障害が発生し、量によっては死に至ることもある。私たちが体の中に持っている酵素で分解できないほど多量の化学物質が入ってくると毒になる。したがって身近な化合物も量を間違えれば立派な毒物となる。例えば、体重20gのマウスの1日のエネルギーは約5gのグルコース（ブドウ糖）で十分である。この5gのグルコースは体内で約4gのクエン酸に変化する。では、グルコースの替わりに約4gのクエン酸を投与したらマウスはどうなるか。

もしこれを実験したらマウスは確実に死んでしまうと予測される。クエン酸は、レモンの酸味の主成分で健康食品としても用いられているが、このマウスにとって4gという量になると死ぬのは間違いない。なぜかというとクエン酸は体重20gのマウスの場合140㎎ずつ数匹に飲ませるとその半数のマウスが死ぬことが実験によって確かめられている。したがって、4g、すなわち4，000㎎も飲ませたら全て確実に死ぬことが予測できる。

ここで、5gのグルコースがマウスの体内で4，000㎎のクエン酸に変化しても死なないのに、140㎎で毒になるのなら、5gのグルコースでなぜ死なないか、という素朴な疑問が湧いてくる。この疑問を解決するのが、先述の酵素群の処理能力である。グルコースから分解して供給されるクエン酸の量だったら私たちの体は次々と分解処理できるから何でもないが、一度に大量のクエン酸が入ってくるとその能力を超えてしまうために毒性が出るのである。グルコースのように私たちが日常食べている物質から体内で生成するようなクエン酸であっても量によって死ぬことすらある。すべては化学物質の量と処理能力の問題である。

このように量の概念というのは非常に重要である。病院の重篤な医療ミスも、時々投薬量の間違いで発生していることがある。ところが、一般の人だけではなく、添加物排斥をとなえるジャーナリストや学者たちの中にも、量の概念が希薄な方が結構おられる。そうした方々と議論をした経験に基づく問題点を挙げてみる。

例えば、添加物の危険度を分類表記したある書籍には、ビタミンC（アスコルビン酸）が避けるべき危険度2の添加物として挙げられている。その理由は「毎日10g以上摂取すると尿路結石になる可能性があるという報告がある」と記載されている。ビタミンCの過剰摂取により尿路結石発症の可能性が否定できないのは事実である。

しかし、ここでも問題とすべきは量である。抗酸化剤として、ビタミンCは非常によく使用されている。例えばペットボトルのお茶には例外なく添加されている。そして、緑茶などの場合は酸化をしやすいカテキンが多く含まれているから、もしビタミンCの添加なしで保存しようとしたら味は数時間でも大きく変化してしまう。

試しに緑茶をいれ、耳かき1杯ほどのビタミンCを添加したお茶とそうでないお茶を作成して数時間後に飲み比べてみれば簡単に分かる。だが、耳かき1杯のビタミンCで尿路結石を心配するのは余りにも愚かである。こう説明すると、酸化防止剤としてのビタミンCはお茶以外にも多く用いられているから1日に摂取する量はかなりになりますと主張される人がいる。しかし、いくら種々の食品からビタミンCを摂取したところで10gを超えるような量の摂取はあり得ない。

ビタミンCの話を持ち出すと、ビタミンは私たちの体にとって必要な物だから仕方がないが、保存料は絶対に加えるべきではないと主張される人がいる。まず、保存料が必要ないという考え方のおめでたさを問題にしたい気もするが、その人たちは「ビタミンCは私たちの体に必要な物であり、その量が過ぎただけではさほど問題にならないが、保存料はもともと私たちの体には存在しない物であり、そういう物には必ず毒性がある。だから多く摂り過ぎた時は毒性がひどい」と話される。

すなわち、もともと自然界に存在する物質は、例え毒性が発現したとしてもそれは軽微であるが、自然界に存在しない物はどんなに微量であっても毒性があるという奇妙な理論だ。すなわち、自然界にもともと存在する物質は体に優しいという思い込みに基づく。しかし、化学物質の毒性はその「物質の化学構造と量」によって決定される事項であって、自然界にもともと存在する物は安全で、化学合成品は毒性が強い、という考えは明らかな誤りである。私たちの体にはもともと天然、非天然という違いで、化学物質を認識する能力はないし、自然界における毒物の方が、人工の毒物よりもはるかに怖いものが多いのが現実である。

基準値を少し超えた食品の危険性はどれくらい

添加物の中には厚生労働大臣が使用量の上限を指定している物質が幾つかあるが、その基準値を少し超えた食品が出回って回収騒ぎになることが時にある。こうした事件では、報道された時、すでにその食品を食べてしまった人がいることがしばしばある。そんな時によく行政等のコメントは「食べられた方に健康被害が発生する心配はありません」である。

これに対し、本当だろうか。行政が単にその場をしのぐための言い逃れ的なコメントではないだろうかと疑っておられる方も少なくない。そこで、基準値がどのように決められ、実際にどのような使用の現状にあるかという点からこの問題を解いてみることにする。まず、次頁の図をご覧いただきたい。

化学物質はその濃度に応じて様々な作用をし、どんな化学物質でも量をたくさん摂取すれば致死量となり死んでしまう。一方、致死量ほど摂取しない場合は中毒量といって胃腸、肝臓、腎臓などに障害を与えて人間に健康障害を引き起こす。さらにその量が少なければ障害はあまり出ない毒性量となる。そして、量があまりにも少ないと、全く作用が認められなくなる。どんな猛毒の化学物質にもこの毒性が全く認められない無毒性量が存在する。無毒性と毒性が出始める境界線のところの量を最大無毒性量として定める。

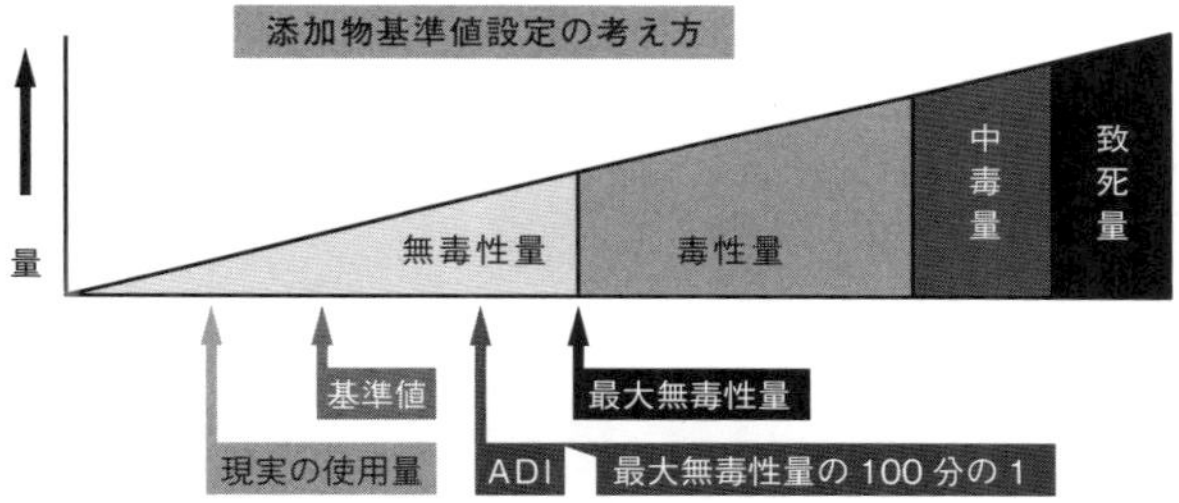

図７　添加物の基準値の決め方

この最大無毒性量はマウスなどを使用した動物実験で求められる。この動物実験ではマウスに一生に近い期間毎日飲ませて、発がん性、胃腸、肝臓、腎臓、脳、筋肉等の体のあらゆる組織に対する毒性を、現代医学検査で分かるあらゆる手段を駆使して調べる。さらには、妊婦が食べても良いかどうかの仔胎毒性といった特殊な試験も必ず行われて、すべてが陰性になる量として無毒性量が決められる。

しかし、これはあくまでも動物実験であり、人間と動物の化学物質に対する感度の差がある。そして、食品は大人も子供も、男性も女性も食べるのでその差を考慮して最大無毒性量の１００分の１の値を安全係数として乗じた量を、１日摂取許容量（ADI:Acceptable

Daily Intake）として定めている。この安全係数は一般的には１００だが、物質によっては検討の結果さらに追加の係数を用いることもある。このＡＤＩの量は人間が毎日その量を一生食べ続けても何も起こらない量とみなされている。この考え方は世界中の科学者が納得をする安全量に対する考え方の一つである。

このようにして決められたＡＤＩの値が基準値かというとそうではない。食品はその種類によって食べる量が大きく異なっているが、たくさん食べてもＡＤＩを超えないようにしなければならない。そこで、食品ごとに日常的に摂取する量を想定して、添加物の使用量の上限値、すなわち基準値が決められている。したがってどの添加物も使用許可量はＡＤＩよりかなり低いところに設定してある。

ＡＤＩより使用基準がかなり低く設定されていることの効果は、実際に使用されている添加物の量の実態調査の結果を見れば明らかである。東京都のホームページに添加物の実際の摂取量がＡＤＩに対して何％くらいであるかの一覧表が掲載されている。それを１５４頁に引用したのでご覧いただきたい。

表から明らかなように、ほとんどの添加物はＡＤＩに対して数％か１％以下である。したがって、もし誤って基準値を少し超えたくらいの食品を摂取してしまったとしても、摂取した量は無毒性量の範囲であることが多い。以上のことから基準値を若干オーバーしたときの「食べられた方に健康被害が発生する心配はありません」というメッセージは言葉通りに受け取って大丈夫である。

この表で硝酸塩が１００％を超えていることが気になる方がおられることと思う。実は、この硝酸塩は添加物として摂取したものではなく、野菜類にたくさん入っているものである。ＡＤＩを超えた量の硝酸塩を毎日摂取しても大丈夫なの？　といった疑問を持たれる方も多いと思う。しかし、この硝酸は、添加物を無添加にしてみてもなかなか減少させられるものではない。この硝酸問題は大きな課題であり、健康におよぼす影響と摂取量を減らすための研究はかなり行われているが、減少させることができる良い解決策は今のところない。

もう一つ注意していただきたい重要なことは、先述の処理酵素群の違いにより化学

添加物名	区分名	ADI	26歳~64歳（体重58.7kg）	
		（mg/日/）	摂取量	対ADI
		kg体重	（mg）	比（%）
アスパルテーム	甘味料	40	2.55	0.1
食用赤色102号	着色料	4	0.00608	0
食用黄色4号	着色料	7.5	0.000671	0
ソルビン酸	保存料	25（G）	17.9	1.2
パラオキシ安息香酸エチル	保存料	10（G）	0.0759	0
亜硝酸塩	発色剤	0.06（G）	0.339	9.6
硝酸塩	発色剤	3.7（G）	289	133.1
チアベンダゾール	防かび剤	0.1	0.00107	0
L-アスパラギン酸	調味料		371	
L-グルタミン酸	調味料	NS（G）	1900	NS
カルシウム	強化剤		497	
オルトリン酸	製造用剤	221（MTDI）	2094	16.1
鉄	強化剤	0.8	9.43	20.1

表3　添加物摂取量の実態（東京都のホームページより引用）

物質の無毒性量は人間と微生物では大幅に違っていることである。すなわち、無毒性量という言葉を単純に解釈すれば何の作用もしない量だから、そんな量では保存料などはその効果がないのではと考えるかもしれない。しかしそうではなくて、人間には無毒性量であっても微生物には致死量になる。保存料などは、この差を上手に利用しているのである。

　人間にはソルビン酸を無毒な

炭酸ガスと水に分解する酵素が備わっているので、ソルビン酸を少々摂取しても毒性は全くない。ところが大腸菌などは、ソルビン酸を分解する機能が不十分なので少量でも彼らには毒性がある。したがって、人間に全く害がない状態で微生物の生育を抑えることが簡単にできるのである。微生物の生育を抑制できるということの利益を考えたら、ソルビン酸の不使用は愚かなことである。

量の概念のない方の脅しに乗ってはいけない

量の概念を無視した議論で人を脅すのは、詐欺みたいなものである。ベストセラーになった添加物暴露本の中に、次のような表現で怖がらせの一節が書かれている。

「添加物として使っていいかどうかや使用量の基準がそのネズミでの実験結果に基づき決められているのです。『ネズミにAという添加物を100g使ったら死んでしまった。じゃあ、人間に使う場合は100分の1として、1gまでにしておこう』大雑把に言えばそのように決めているのです」

著者は添加物の使用量が致死量の100分の1と例えておられる。安全性の問題を論ずるときに量の部分のいい加減さは絶対許されない。それは、何度も繰り返すが、どんな化学物質もその量の多少により毒物になったりならなかったりするからである。添加物が実際に使用されている量は前述のように、最大無毒性量の100分の1以下である。それを致死量の100分の1であると記載することが明らかな誤りであるかは図における量的関係を見れば一目瞭然である。

このように、食品衛生の心得が少しでもある人ならば、驚いてあまりあるこんな無茶な嘘の記述をした書籍が70万部以上売れても、いまだその記事が訂正されもしないままでいる。私は、著者が「死んでしまう」という単語の引き起こす不安感情を利用することで添加物の危なさを感じさせればよいだろう、と考えて作った例え話と推測しており、科学を苦手とする人々を愚弄した悪質な詐欺的犯罪行為であると言いたい。

かつて日本のある政党が野党から与党に転じた。その逆転を可能にした選挙のマニフェストには「埋蔵金があるからその金で子育て支援を行い、4年間は消費税率を絶対に上げません」と書いてあったが、支援は実行されず消費税率も上げ始めることとなり、政権を失った。この原因は大きな計算違いである。埋蔵金がどれだけあるかが正確に計算できていなかった。結局足らなかったから破たんをきたしたのである。

化学の世界も全く同じで、ある物質があるとしても一定以上の量がなければその化学物質の効果は発揮できないのである。したがって、化学の世界で「存在するのかしないのか」のみを問題にして、量の有する意義の分からない人は、経済の世界で言えばお金の単位が分からない人と同じである。100円と100ドルの区別がつかない人は経済を論ずる資格がないように、化学の世界で量を無視した議論をする人が、化学的な問題に具体的な介入をするといたずらに社会を混乱させることになる。

うま味調味料、アルギン酸などADIが設定されていない添加物の使用量

添加物にはADIが設定されていない化合物が非常にたくさんある。MSGの名称で忌み嫌われているうま味調味料のグルタミン酸ナトリウム、アルギン酸などの増粘

多糖類といった添加物は、ＡＤＩが設定されていないが、そういう添加物の使用量については次の図に要約できる。

例えばグルタミン酸ナトリウム、グリシンなどは、調味料として用いられるので明らかに人間に対しておいしいと感じさせる作用がある。しかし、非常に大量になると成長障害などが起こるのは、化学物質としては当たり前のことである。ところで、このようにＡＤＩの設定されていない添加物は、使用基準量も設定されていない。この点を脅しに使う人たちは「この添加物には使用上限量が設定されていないので、業者はどれだけ使用するか分かったものでない」と無茶苦茶な使用がまかり通っているような言い方をする。

しかし、もしグルタミン酸ナトリウムを無茶苦茶入れたら、その食品はとても食べられないような味になってしまう。だから、中毒量に達するほど無茶苦茶な量を入れるということはありえないことである。したがって使用上限値を決めてなくても、添加物としての使用量は毒性が出るほどの量にはならないのは明らかである。

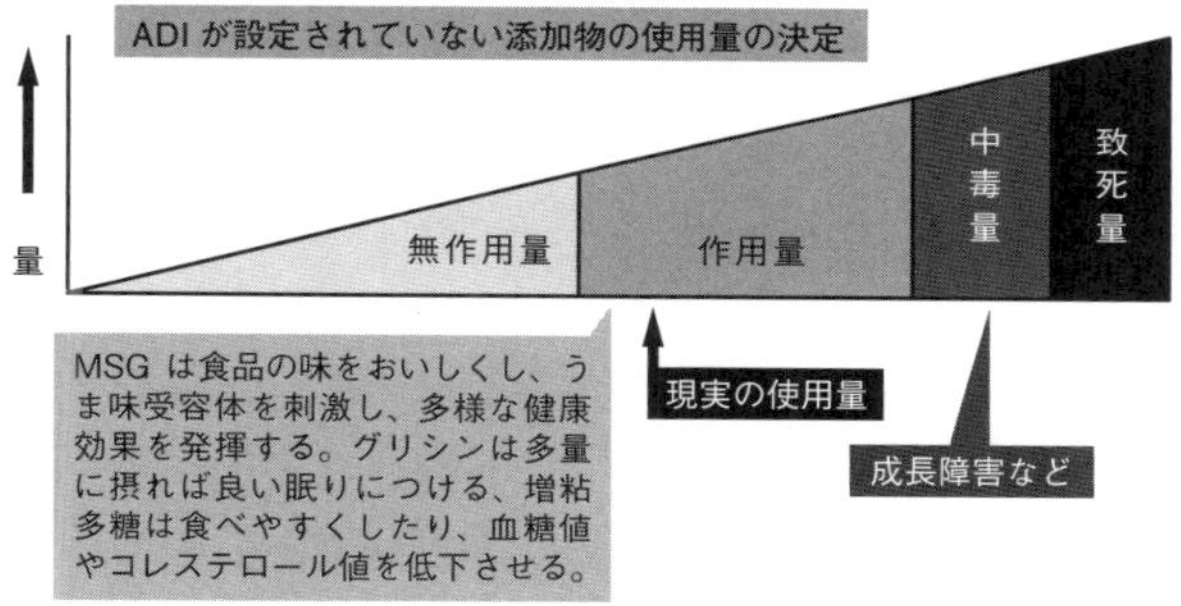

図8 ADI が設定されていない添加物の使用量の決定

グルタミン酸のような調味料についてはこの説明で分かったが、アルギン酸などのような増粘多糖類は大丈夫ですか、という質問もよく受けるから触れておくことにする。まず、アルギン酸は人工イクラの素材として使われ、添加物でこんなイクラまがいのものができる、という一般人を驚かすデモンストレーションに用いられる。それを見た人はこうして作られたイクラをまるで怖い化学薬品でできた食品のように錯覚されている。

しかし、アルギン酸とは昆布などの海藻のネバネバ成分で、ある程度食べたときは、血糖値上昇やコレステロール値の上昇抑制などの作用量となる。実際このアルギン酸はトクホの素材として用いられている。ところが、実際に添加物の増粘多糖類としての作用を発揮させるには、トクホとして用いられるほどの量は必要ない。言い換えれば、万が一業者が相当多量のアルギン酸を使用していたとしてもそれは健康障害をもたらすのではなく、血糖値やコレステロール値の上昇を抑えるのでメタボ対策になると考える方が良い。しかし、脅す人たちは中毒量を摂取した時の話をされているから、そんな方には量の問題を質問してみると良い。

人工保存料ソルビン酸は私たちの体にとっては栄養素となる

ここで、多くの人が「無添加にする方が良い」と考えている人工保存料ソルビン酸について説明しよう。人工保存料と呼ばれているソルビン酸をまるで人間が作り出した殺菌兵器の化合物のように考えている人がいるが、大きな間違いである。

この物質は、天然にも存在している化合物である。アメリカではこの化合物はGRAS（Generally Recognized As Safe。安全な物質として一般的に認められる）とし

アメリカではGRAS（安全な物質として一般的に認められる）に分類

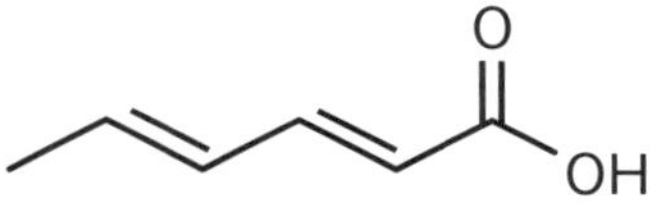

ソルビン酸

乳脂肪に含まれる体に良いとされている脂肪酸

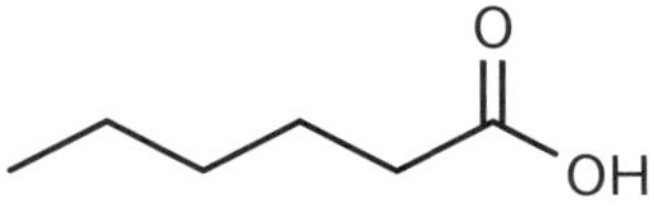

カプロン酸

図9　ソルビン酸とカプロン酸の化学構造

て認めている。化学構造は上図に示すような構造であるが、化学式が苦手な方でも似ていることだけはお分かりいただきたいと考えて、併せてカプロン酸の構造を示してある。

カプロン酸は乳製品に含まれている脂肪酸と総称される化合物で、乳酸菌飲料などにも含まれている体に良い脂肪酸である。体に良い理由の一つは、腸内の悪玉菌などの生育を邪魔して胃腸の調子を良くする作用があるからである。そして、両者ともに私たちの体内では脂肪酸を分解する酸化酵素群で炭酸ガスと水に分解される。

そしてこの酵素群により炭酸ガスと水に分解さ

れる過程で、ＡＴＰという生体内の重要なエネルギー源となる物質を生成する。言い換えれば、この保存料は若干摂取しすぎても、エネルギー産生のための栄養素とみなすことができる。このように、摂取すれば我々の体にとって栄養素となるような物質を少し加えることによって、食品の腐敗に至る時間を長くすることができることは素晴らしいことと言える。こんな有用な物質を無添加とすることを「安全」と考えることが、いかに意味のないことかお分かりいただきたい。

多幸之介先生と受講生幸寄さんの休憩室

S：先生の今までの話から「量が重要」であると理解しましたが、毒性のあるものはどんなに少なくても毒性が出るのではないでしょうか？

T：そのお気持ちはよく分かります。

S：えっ!?「お気持ちはよく分かります」では、納得いきません。少量なら毒性が出ないのはどうしてですか？

T：良い質問ですね！　私たちの体には天然、非天然に関係なく、化学物質を一定量までは分解して排泄する能力があるのです。その主役を務めているのが、私たちの体の中の酵素です。そして、酵素はその化学物質が天然であるとか人工であるとかの区別を全くしません。例えば、多くの人の体にはアルコールを分解する酵素がありますから、普通の人は極少量のアルコールを飲んでも酔っぱらったりしません。しかし、分解酵素のない人の中には奈良漬けを一切れ食べただけで顔が真っ赤になる人がいます。体に入った化学物質は酵素によって変化し、その酵素が足りないとうまく分解できないことはお分かりですね。

S：少し分かりました。でも、人間はお酒を飲み慣れているからアルコールを分解する酵素があるけれど、私たちが食べたこともない人工の化学物質は分解する酵素などないのではないですか？

T：良い質問です。私たちが毎日食べている食品の成分、特にたんぱく質、脂肪、デンプンといった栄養素に対しては、それぞれの成分を分解して体に役立てるための多種多様な酵素が体の中にあります。そして、私たちが普段食べないような物質、主には栄養素とならないような物質ですが、そんな化学物質が体に入ってきたときには、その物質をできるだけ早く変化させて尿中に排泄するための多様な酵素が備わっています。

S：なるほど、うまく出来ているものですね。

T：栄養素でないような化学物質を分解排泄する酵素を総称して薬物代謝酵素と呼んでいます。例えば、私たちが飲む医薬品の多くを排泄しやすく変化させます。
S：分かりました、その酵素が人工の化学物質を分解するのですね。
T：おっと、いけません！ この酵素は人工か天然かを全く区別しません。例えば、天然の化学物質ばかりで構成されている漢方薬の成分などもほとんどがこの酵素で分解されます。すなわち、天然であれ、合成であれ、私たちの体に馴染みにくい化学物質は大体この酵素で変化、排泄されます。
S：なるほど、酵素のおかげで少量の化学物質なら天然、人工に関係なく全部分解できるから大丈夫で、大量になると酵素が対応できなくなって毒になるのですか。そうすると、酵素がないと大変なことになります。
T：その通りです。そこを人間にとって都合よくうまく利用しているのが保存料なのです。人間はソルビン酸を分解する酵素を持っていますから、簡単に分解できますが、大腸菌などはその酵素がないので、ソルビン酸は少量でも大腸菌にとって猛毒物質になってしまいます。

S：なるほど、よく分かりました。でもソルビン酸は分解されて何になるのですか？　さらに変な毒物にはならないのですか？

T：大変重要な質問です。合成保存料のソルビン酸は私たちの体の中では、炭酸ガスと水に分解されます。ソルビン酸が炭酸ガスと水に分解されるのはβ-酸化という一連の酵素反応ですが、このβ-酸化というのは、私たちが日常的に食べている重要な栄養素である脂肪酸を分解して、栄養素として役立てる働きをしているのです。すなわち、ソルビン酸は体の中で栄養素として利用する酵素で分解されているのです。

S：でもソルビン酸が薬物代謝酵素ではなく栄養素の分解酵素で分解されるとしたら、栄養素の働きを邪魔して体に悪いのではないですか？

T：面白い質問ですね。しかし答えは逆です。β-酸化でソルビン酸が分解されるということは、ソルビン酸は脂肪酸という栄養素の一つとして使われているということです。私たちが食べた脂肪酸はβ‐酸化という代謝経路で分解されて、最後はアセチルＣｏＡという化合物に変化してエネルギーを供給するという栄養素としての大事な働きをします。ソルビン酸もβ‐酸化で分解されますが、最後はアセチルＣｏＡとなってエネルギー源となるのです。言ってみれば、ソルビン酸は私たちの体に馴染みのない人工化合物ではなく、β‐酸化で代謝される栄養素の一種として考えることもできるのです。

Ｓ：ではソルビン酸は嫌うよりも積極的に飲んだ方が良いですか？

Ｔ：そこまでいうと若干行き過ぎの気もしますが、ネットで調べるとソルビン酸が発見されたナナカマドの実を使った果実酒やジャムの作り方が幾つか出てきますよ。この果実酒やジャムにはそれなりの量のソルビン酸が入っている可能性はありますね。ある果実酒の記事には「洋酒や他の果実酒とのカクテルにしてもおいしい。疲労回復、強精、強壮、利尿に効果があります」などとも書いてありました。

S：そうすると、栄養素であるといっても良いような人工保存料ソルビン酸を無添加にして食品が腐りやすくすることは愚かなことですね!?

T：お分かりいただけて幸せです。ソルビン酸に関しては、議論が尽きない問題がほかにもあります。食品安全委員会が発がん性物質が生成する問題も取り上げて、ホームページに詳しく掲出していますから読んでみてください。お読み頂ければ、ソルビン酸はこんなに安全なのだ、ということが良くお分かりいただけると思います。

食品安全委員会：https://www.fsc.go.jp/

第5章

安全性を感覚で判断してはいけない

日本人が寿司を食べるのを奇異な目で見ていたドイツ人は今

私は、35年ほど前に3年間ほどドイツに留学していたが、その研究所の食堂で日本食が話題になったことがあった。寿司が典型的な日本食として放映されたテレビ番組を見たという内科医が、その場面を得意げに日本人である私を前に説明したことがあった。その説明は決して好意的なものではなく、握った米の小さな塊の上に、生の魚を載せて手で食べる。よくもそんな危険なものを食べるものだ、といった感じであった。

彼は「素手で握られた米の塊の上に、何を載せたと思う？　驚くなよ、何と生だよ、生の魚を載せてそれを手で食べていたのだ」と説明をしていた。当時のドイツでは「日本人は魚を生で食べるようだ」ということを知っている人がいる程度であり、「大丈夫なのか」と、安全性に関する疑問符付きで語られていた。

そんな時代だったので、内科医の説明がなされたとき、その話を聞いた周りの人たちの関心は、そんなものを私が食べるかどうかであった。別の研究者が「お前も寿司を食べるのか」と聞いてきたので、「もちろん食べますよ。おいしいですよ」と答えたところ、全員が一斉に肩をすぼめて「オーナイン、ナイン」と言って首を振った。オーナインは英語のオーノーに該当する言葉で、彼らには驚きでしかなかったようだ。そして、生の魚を米の上に載せて手で食べる日本人として私が彼らの頭に印象付けられたことが、その後の周りの研究者の話題や態度で分かった。

当時のドイツでは大都市で日本人を対象のお客とする日本食レストラン以外では刺身などは全く食べられない状況だったので、周りの研究者がこのような理解をするのもやむを得なかったと思われる。

しかし、面白いことは最近のドイツの中小都市でも回転寿司レストランやファーストフード的に寿司を販売している店をよく見かけるようになったことである。そして、少し大きなスーパーには冷凍食品の寿司が販売されている。ドイツに限らずいまや全世界に回転寿司レストランがあり、寿司を食べる人がいるのが現状である。

ドイツ人が寿司を食べるようになったのは、寿司が安全な食べ物であり、健康にも良さそうだと理解したからである。昔、彼らが寿司を食べられなかったのは、安全の問題を感覚で判断していたからでる。

しかし、添加物の世界では、安全性に問題のない物質を、安全性に問題があるかのように感じさせることが日常的に行われている。例えば、「石油からできている」「微生物で作られる」「おがくずからできている」「虫から抽出した」などのような表現がなされ、原料を想像すると大丈夫だろうかという疑問が湧きそうな状況に聞く人を追い込む。特に、化学に縁の薄い人はこんな表現を聞かされただけで気持ち悪くなる。

これからの食にとって大切なことは、提供される食事、食品は各個人に応じた物でなければならないということだ。嚥下《えんげ》の困難な人には食べやすく、誤嚥性《ごえんせい》肺炎を起こさないような食が、高血圧の人には塩分控えめの食が、メタボや糖尿病とその予備軍の人には甘くてもエネルギー過多にならないような食が必要である。多くの人が現実に必要とする目的にかなった食を添加物を抜きにして作るのは非常な困難を伴う。

腎臓が悪く、低たんぱく質、高エネルギーの食が必要な人が、肉の食感がでるグルコマンナン（こんにゃくの主成分で添加物でもある）を使った肉もどきを使用した肉団子を食べて満足しているときに「あなたは、添加物からできているそんなものをよく食べるね」と揶揄できるだろうか。その人には、この肉団子を食べることが体のために最も重要なことなのである。

食育論と安全性を混同してはいけない

食には食育や食文化といった分野があるが、ここに付け込んで感覚的な観点から添加物の〝危ない論〟が展開されることもよくある。この類の方々の語り口は絶えず食育的な問題に触れ、その問題の原点を添加物使用に向かわせて「お母さん、大切なお子さんには化学調味料が入っただしの素などを使わずに、鰹節や煮干しでちゃんとだしを取った味噌汁を食べさせてあげましょうね」などと語りかける。すると、日頃だしの素で味噌汁を作っていたお母さん方は、「仰る通りだな」と感じる。こんな話のついでにグルタミン酸ナトリウムをあり得ないくらい大量に摂取した時の障害の話を上手に織り混ぜるので、一般の方々には化学調味料＝怖い、という図式ができあがる。

このように、多くの主婦が思い当たるような話題を出し、日常行動を反省させるような内容を指摘する。彼らの食育やその文化論は、多くの伝統食文化を守ろうと行動を起こしている人たちが言っているのと同じようなことを語っている。確かに子供の食に関する教育の在り方、母親としての食についての在り方を反省させようとする姿勢そのものについては、私もむしろ賛同する部分も多い。

しかし、こうした食文化や教育の破壊の要因を全て添加物にして納得させるやり方は問題の本質のすり替えである。安全性に問題のない添加物で食品がおいしくなったり、見た目がよくなったりする様を、石油やおがくずから作られた添加物で行われていると表現したり、安全性の確かめられていない正体不明の怖い化学物質からできているという言い方をしている。いかにも科学的に、汚くかつ危ないかのように説明をしている点は非常に問題がある。

こうした説明を聞いた人々は、今まで危険も感じずに食べていた食品が、突然非常に怖くて気持ちが悪いものだと思うようになり、中には「目から鱗が落ちました」と感想を述べる人まで出るほどである。このような話に感嘆した人は、その後おいしい加工食品やお菓子を食べるときに「体に悪いことをしている」という罪の意識を持ってしまうようになるが、この心理的障害こそが本当に体と心に悪いことである。

さらに、この語り口においては、食品加工業者のことを、儲けるためには消費者のことを考えずに何をしですか分からない悪の権化のように表現している。そして最後に、そんな危険なものでも便利で素晴らしいと、喜んで買うあなた方にも責任があると断言する。ここで、また真面目な主婦は、そうだ、その通りだと自己反省をさせられ、添加物はなくすべきだ、と思い込んでしまうから気の毒である。

数年前に『なにを食べたらいいの』という本を書いた著者が、雑誌「新潮」の対談の中で「こんな難しくて怖い話、まじめに聞いちゃだめですよ」と話していた。明らかに読者を愚弄する言葉であるが、化学に縁遠い人たちは意外に彼の言葉に納得されていると私は想像する。私も市民講座などで、化学物質に縁の遠い人々に化学物質の話をするとき、相手の思考を停止させるような語り口で話すと、喜ばれる方が多いことを知っているからである。

この著書には化学的（科学的）誤りや、頭ごなしの中国蔑視など多くの問題点が見受けられるが、さらには添加物がなぜこんなに無茶苦茶使われるか、添加物が種々の総菜をどのように綺麗でおいしくて日持ちがするようにしているかを語っている。まるで食品をつくるのに化学物質まみれにしているように説明しているが、そこに使用されている添加物はほとんどが指定添加物である。著者は読者の化学的知識のレベルを完全になめてかかっている。そのため、この本では天然添加物である既存添加物をほとんど問題にしていない。

昭和の頃と現在では、科学技術の急速な進展に伴い、その安全性に関する信頼性は、特に安全性に関する試験がしっかり行われている指定添加物において非常に高くなっている。要するに時代が変わってきているのに過去に起きた恐怖を煽るような話を聞いて感覚的に怖いと考える人が多い。

添加物のメリットを考慮すると、化学に縁遠い人を脅して怖い食品であるかのように煽り立てる必要性はどこにもない。この著書によってさらに無添加万歳の世の中にならないことを祈っている。なくせる添加物は使わなくても良い、しかしすべての添加物を排除する必要性はどこにもないから、一般市民に無添加こそ安全というような思考を導入すべきではない。

添加物を導入しようとするとき、一番重要なことは、その安全性の確保である。指定添加物においては、使用量の誤りさえなければ問題は起こらないと考えて良い。繰り返して言うならば既存添加物についてはその認可のされ方に若干の問題を残している。したがって、あえて添加物を問題とするならば洗い直しの終了していない既存添加物について慎重になることである。

添加物に限らず残留農薬、環境汚染物質、そして健康食品のみではなく、日常的に摂取している食品も含めて、私たちの健康に対する絶対的安全性は現在のところ全く保証されていない。しかし、添加物は適切な使用によって健康被害の発生を限りなく抑制でき、被害がなければ、それは多くの利益を私たちに与える。ところが、適切な使用には若干の専門的な知識が必要である。そうした食全般の安全性を含めた科学的思考方法の基礎的な教育を義務教育に取り入れるべきであるし、社会生活においてはしっかりしたリスクコミュニケーションのできる人材がいる環境を作る必要性がある。

化学名で言われても、それだけで怖い物ではない

グリシン、アラニン、ロイシン、バリン、イソロイシン、セリン、スレオニン、グルタミン酸、グルタミン、アスパラギン酸、アスパラギン、リジン、アルギニン、ヒスチジン、フェニルアラニン、チロシン、トリプトファン、プロリン、ヒドロキシプロリン、システイン、シスチン、メチオニン、サイアミン、リボフラビン、ピリドキシン、コバラミン、フォーリックアシッド、アスコルビン酸、ビオチン、トコフェロール、ニコチン酸、パントテン酸、メナキノン、デオキシリボヌクレオチド、リボヌクレオチド、アデニン、グアニン、シトシン、チミン、ウラシル、クレアチン、クレア

チニン、フルクトース1、6ジリン酸、1、3ジホスホグリセリン酸、ホスオホエノールピリビン酸、イソクエン酸、2-オキソグルタル酸、フマール酸、オキザロ酢酸、パルミチン酸、ステアリン酸等の飽和脂肪酸、オレイン酸、リノール酸、ドコサヘキサエン酸、イコサペンタエン酸等の不飽和脂肪酸、ホスファチジルコリン、ホスファチジルセリン、フォスファチジルエタノールアミン、フォスファチジールイノシトール、ステロイド化合物（コレステロール等）等々の化合物の名称を並べられて、あなたはこれらの化合物が食べものに入っていても食べますか？　と、問われた時、嫌だと思われるかもしれない、しかし、新鮮な魚の活き作りのお刺身を食べたら、少なくともこんな名称で呼ばれる化学物質を全部食べることになる。

私たちの食べ物はすべて化学物質からできている。しかし、化学をあまり学ばなかった方々にとって、私たちの体や食品の成分を化学名で聞かされると、全てがダイオキシンの親せきのような感じになる。しかし、危険か危険でないかは化学構造とその量によって決定されるのであって、名前が長いとか、聞いたこともないということが、そのまま危険であることには結びつかない。

聞いたこともない化学物質が入っていると気持ちが悪い、という感覚はよく分かる。しかし、入っているかいないか、ではなくどんな物質がどれだけ入っているかが問題である。その観点から市販の加工食品表示を見ると、非常にたくさんの添加物が入っているように見えるが、それは微量である。微量の添加物量を1年分集計してあなたは1年に何キログラムの添加物を知らずに食べさせられている、と脅す人たちがいる。しかし、私たちは水を含めると1日約3キログラムの化学物質を摂取しているから年間数トンの化学物質を摂取していることになる。

その中には添加物も数キログラム含まれていることは確かである。しかし、その添加物は現行の法律下で作られた食品なので、前述の1日摂取許容量（ＡＤＩ）を下回っているのは明らかである。したがって、健康障害については心配する必要がない。例えば毎日平均10グラムの食塩を摂取している人は年に3・6キログラムの食塩を摂取していることになる。このように食品の中の単独の化学名を挙げてその量を計算すれば、忌み嫌われている人工保存料よりも毒性という点では強い。食品そのものに含まれている化学物質を1年間に何キログラムという単位で食品から摂取しているのだから。

実際に、人工保存料ソルビン酸と比較した場合、アミノ酸は全部、ビタミンも全部、毒性は食品中の化合物の方がやや高いか同等である。すなわち、厳密に比較すれば、ソルビン酸より毒性の強い食品中に含まれている化学物質の数は膨大である。

ここで理解してほしいのは、食品中にもともと含まれている化学物質は、化学名や量で言われると怖く見えても、とんでもなく多量でなければ、本当に危険な量ではないということである。すなわち量を無視し、感覚だけで怖いかどうかを判断してはいけないということを改めて強調したい。添加物の量は、食品全体量と比べると、比較にならないほど少ない。そして、その中でも多く摂取している添加物の加工デンプンや人工保存料ソルビン酸などは、もともとの食品中に含まれている幾つかの化学物質より毒性ははるかに低い。安全性を感覚で判断すると大きな誤りを生むことになる。

見せかけの実験的手法で安全性を感覚的に否定した1冊の本によって、多くの方々がそれを感覚的に理解され、パンが売れなくなったという事件を次に紹介する。

『ヤマザキパンはなぜカビないか』で裁かれた悲劇

私は添加物が入っているから食べない、ということを実行する人に対しては、そうしたいのならそうされたら良い、と申し上げて反対をしたりはしない。しかし、科学的根拠がないのに感覚のみで一般人に安全性の危機感を煽ることは許せない。事実、数年前にある著者がヤマザキパンが使用している添加物について、ご自分の感覚のみで実験しその安全性を判断するという本を出して、危険性を煽った事があった。それが消費者団体などの勉強会の本として用いられ、勉強された方たちがヤマザキパンを締め出す、というとんでもない事が起きた。

この『ヤマザキパンはなぜカビないか』（緑風出版）という本が出版されたとき、私はいつものくだらない非科学的な添加物排斥本と感じていたので店頭でパラパラと見ただけで、買って読んでみることなどしなかった。しかし、その後知人から、この本が原因で地域によってはヤマザキパンの購入を止めた消費者団体もある、と聞かされた。

それで改めて『ヤマザキパンはなぜカビないか』を精読してみたが、あまりにもひどい内容であった。しかし、私の経験からすると科学に縁の遠い人には感覚的に納得されるような感じが強くした。

現在ヤマザキパンは製造に臭素酸カリウムは使用していないが、「臭素酸カリウムは発がん性があり、怖い」という感覚を見せかけの実験によって煽りたてたがために、ヤマザキパンが多くの消費者から「危ない」と断罪され、締め出されるという事件であった。国産小麦でおいしいパンを作りたいと完成させた真摯な企業姿勢を、根拠のないやり方で批判したがために、企業が大きな被害を蒙った、非常に気の毒な事件であった。こうした悲劇を繰り返さないためにその顚末をご紹介しよう。

この本の著者はまず、市販のヤマザキパンおよび他社の同じようなパンを購入して実験をやり、その経過を写真付きで示し「ヤマザキパンは使用している臭素酸カリウムが原因でカビない」と結論付けている。そして、その後は、業者は金儲けに走って消費者のことなど何も考えていないという語り口で、量の概念を全く無視して種々な食品を取り上げ、添加物の入ったものは危険だ、と論を展開している。

この著者が行っている、パンにカビが生えるかどうかの実験とその考察のお粗末さは、科学的にみてインチキ大道芸人と変わりがない。著者は「ヤマザキパンはカビない」という結果に信憑性を持たせるための都合のよい実験しか行っていないが、実験科学の心得のない人なら正しいように錯覚させられるのではないか。

しかし、微生物の問題を科学的に証明しようとするときには、材料採取の方法や、環境条件が非常に重要で、その条件次第で逆の結果が出ることがいくらでも起こりえる。

ところがこの著者の実験は、そうしたことを全く無視した、およそ微生物の実験にはなりえない条件で行われていた。そんな稚拙な実験もどきではあっても、ヤマザキパンにはカビが生えなかった。そして次にカビの生えなかったのはなぜか、という議論に導き、独特の論法で臭素酸カリウムがその原因であるとしている。しかし、その導かれた結果は科学的考察力のある人だったら誰も納得できない論法で成り立っている。

実験後の考察から結論に至るまでが、全く非科学的に展開されているのに驚かされる。まず、実験の前提が非常に奇妙である。ヤマザキパンがカビない理由を臭素酸カリウムに結論付けることを目的にしていたが、臭素酸カリウム自体は防カビ剤ではなく小麦改良剤として使用されている添加物である。添加物として防カビ効果は認可されていなくても防カビ効果が認められる可能性はあるので、私は、化学事典等を調べてみたが、防カビ剤としての使用目的が記載された例や項目は発見できなかった。

もちろん、化学物質であるから量を増やせば防カビ効果は期待できる。それは調味料の食塩や砂糖でも、高濃度にすればカビも細菌も生えなくなるのと同じようなものである。しかし、この著者が問題として論じているのは、水道水の基準値の20分の1

以下の量だから、防カビ効果を真面目に議論できる内容ではない。

著者はなぜこんな前提で実験を行ったのだろうか？　ここには「発がん性のある物質は怖い化学物質である。だからそんな物質が入っていればカビが生えない」という実験条件設定を素人は納得する、と考えた極めて悪質な騙しのテクニックがある。科学にあまり関係の無い人は、こういう説明に納得することを私は市民講座等の経験からよく知っている。

一見科学的に見せかけているやり方は、本質においてSTAP細胞問題と同じ

このパンの実験で、ほとんど入っていないと言っていいほどの量の臭素酸カリウムに防カビ効果があるという主張をしたいならば、その量でカビが生えないという別の実験を行い何らかの形で証明しなければ意味がない。しかしその実験をせずにこのような結論を出すということは、実験結果からある事象の原因を導く手法としては、致命的な欠陥を有すると言わざるを得ない。

なぜなら、防カビ剤でもない臭素酸カリウムが水道水に含まれている基準値よりはるかに低い濃度でその効果を出すとしたら、従来の概念を大きく覆す新説となるので、実験で証明をしなければ科学の世界では言ってはいけないことである。

実際にできもしないことを、できる、と実験を装って言うことが、どれほど社会を混乱させるかの実例としてSTAP細胞問題を思い出して欲しい。「ヤマザキパンは臭素酸でカビない」という結論が最初にあって、それらしき写真を並べて「ほらカビないでしょう」と事実らしくみせる展開は、STAP細胞のケースと全く同じである。

もし、実験をしないなら、仮説の証明を裏付ける研究論文を探し出し、文献による証明をしなくてはならない。しかし、そうした方法による証明もない。だが、もしその実験をやったとしても、もちろんカビは生えるであろう、それは0・5ppbという量が余りにも少なすぎるからである。ppb（parts per billiom）とは10億分の1を示す単位である。

およそ科学実験とは言い難い単なるカビが生えないというパフォーマンスを行って

みせる語り口は、科学が非日常である人をうなずかせるにはなかなかよくできている。それは、この本を実際に買って読まれた方が、「ご自分で実験されて分かりやすく示してあるすばらしい本だと思いました」と語っておられたことからも想像がつく。

著者は、添加物として使用され、残留量が確認できない臭素酸カリウムを攻撃しているが、結論が明らかに短絡的で、むしろ、なぜカビないかを考えるとき、最初に調査すべきは、パンの製造工程と品質管理がどれくらい清潔に行われているかという点からスタートするのは、科学的常識である。

数年前に、私の市民講座の後の質問で「市販の食パンには保存料がたくさん入っているからカビが生えない」ということをおっしゃった方があった。その方に「市販のパンには保存料は入っていないものの方が多いと思います。保存料を使用しなくても工業的に無菌的な環境で製造されたパンは、数日くらい日持ちするのは当然です」と答えたところ、「私は市販のパンは買わず、家族が食べるパンは全部家庭で作っていますが、3日も持ちません」と答えられた。そこで、「申し上げにくいことですが、あなたの台所がパン工場より汚いからです」と答えてその方を激怒させたことがあった。

実際、製パン工場の中と通常の家庭の台所を比較したら、いくら見た目には清潔そうにしてあっても、ちゃんとした食品工場の中よりは相当な微生物に汚染されている。私がこの本を読みながら思い出したのは、この時の質疑だった。その方はカビが生えること、そしてそれはどのような経過をたどるかという微生物学的な条件が全くお分かりでなかったが、この著者もカビの発生がヤマザキパンでなぜ抑制されていたかを考察した論法としては、あまりにも稚拙である。

著者は一通りの実験の後で、ヤマザキパンに使用されているイーストフードやアスコルビン酸にその原因を求める姿勢を示している。実際にこれもこの著書の中に実験報告があるが、ヤマザキパン以外のイーストフードを使用しているパンは早くカビが生えてしまった。そうするとイーストフードやアスコルビン酸以外に原因を求めなくてはいけないが、そこで残る結論としてヤマザキパンのみが使用している臭素酸カリウムにぶつかった。したがって、ヤマザキパンがカビないのはヤマザキパンが独自に使用している臭素酸カリウムに依っているという論法で結論へ導いている。

ここまでの理論展開は一見理屈が通っているように見える。しかし、実験の設定の段階で根本的に誤っている。この著者は超微量の臭素酸カリウムでカビが生えないということを証明するのに、臭素酸カリウムが入っていないパンとして、他社の製品を使用している。その場合、ヤマザキパンの食材、酵母等すべてが異なっているから、他社のパンを比較対象に用いた実験は全く意味がない。そして、化学の世界で毒性を論ずるときに忘れてならないのは〝量〟の概念である。パンの中の臭素酸カリウムでカビが生えないということを論じようとするならば、量に基づいた作用をきちんと論じなければいけない。

この量の問題をご理解いただくために、臭素酸カリウムと製パンのかかわりを説明しよう。臭素酸カリウムは添加物としては製造工程にのみ使用が認められる添加物であって、出来上がった食品中においては検出されてはならない物質である。パンの製造においてその膨らみ方は大きく食感に影響するが、臭素酸カリウムは小麦粉の中のたんぱく質を変化させ、パンの膨らみに大きく影響する。そこで、小麦粉の改良剤と呼ばれている。この臭素酸カリウムは熱に非常に弱いのでパンを焼きあげる時に分解してしまう。

話を本題に戻すが、食品衛生法上では臭素酸カリウムは製品としてのパンに残っていてはいけないのである。すなわち、著者の仮定を正しいとするならば、残っていないはずの臭素酸カリウムでカビの発生を抑制することができたことになる。

厚生労働省は現在0・5ｐｐｂ以下の含有については含まれていないとみなすと認めている。それは、現在の科学における検出技術では0・5ｐｐｂ以下の量が検出できなく、さらにこの量で健康被害は発生しないと類推するのに十分な幾つもの科学的データがあるからである。ちなみに、水道水の臭素酸の基準値は10ｐｐｂ以下である。そして、実際の水道水には数ｐｐｂの臭素酸が含まれている。もし、0・5ｐｐｂ以下の臭素酸がカビの発生を抑制するのが事実であるとしたら水道水の基準値は毒性を含めて再考を要する大きな問題になっているはずであるが、そうでないことは明らかである。

この著者は科学的知識のある人からの量の問題に関する指摘の可能性を意識してか、基準値を超えた量が入っているかもしれない、という仮定的表現で危険性を論じている。しかし、このような重大なことを主張するに当たっては、仮定であるとしても少なくとも著者自身で測定した結果、または納得の行く文献的なデータを付記するのが実験に基づく主張の在り方である。

化学物質が毒性を発揮する量を知らない気の毒な論理

この書籍ではヤマザキパンの章以降も、この著者がいつも叫んでいる添加物排斥の内容が続く。ところがこれまたこの手の方の本と同じ論調で、最初から最後まで〝量〟に対する概念が全くない。量の概念を無視した荒唐無稽な論理にあきれて読み終えようとする最後の方に、まさにそのような著者の稚拙な論理思考を露呈する文章が次のように掲載されている。

〝しかし、摂取する添加物の量が少なければ影響はないといえるのでしょうか? 大量投与によって、動物が死亡したり、がんになったり、臓器が機能しなくなるというのはかなり強い毒性をもつということです〟という一文がある。この著者は私などより、はるかにメディアや消費者団体、一般市民からは正義の人と位置づけられているだけに、毒性学の基本を勉強して一般市民に正しい危機管理意識を広めていただきたいものである。

以前、国立がん研究センターが出した〝がん予防12カ条〟に「カビの生えたものに注意」という条文がある。衛生試験所で働いていた知人が、食パンに小さなカビが認められる時には顕微鏡レベルで見ると無数のカビの存在を確認することができる、と教えてくれたことがある。はからずもこの著者も実験でそのことを証明し、述べている。パンに生える赤カビ、青カビには何種類かのマイコトキシンが含まれている。もし、食パンによる発がんを恐れるとするならば、検出限界以下の臭素酸が入っていても、カビの生えないヤマザキパンの方がよほど安全だと結論付けるのが本当の危機管理である。

この書籍があまりにも非科学的な記述であることを問題視して、当時私が連載していた日経ＢＰオンラインに、この問題について掲載した。その記事を読まれた方から幾つかの質問をいただいた。質問の回答をしながら、自分が予測していた以上にこの書籍の有する問題点が多いことが明らかになってきた。

私の書いた記事に対して一番多かった質問は「この本の著者の結論が馬鹿らしいことはよく分かります。では、先生は、なぜヤマザキパンがカビないと考えられますか」というものであった。それと同時に、「消費者からの反発が当然予測されるのに、ヤマザキパンはなぜ臭素酸カリウムを使用したのですか」とか、少数であったが「かつて米国で適用され、日本も追随していた量に関係なく発がん性の認められる物質は禁止にするというデラニー条項はナンセンスに近いとは思いますが、一般論として先生は臭素酸カリウムの０・５ｐｐｂ以下では発がんしないと言い切れますか」という問い掛けもあった。

マイコトキシンの怖さを知らない人たち

稚拙な微生物実験ではあっても、確かにヤマザキパンはカビが生えにくいということは著者の指摘のように言えそうである。したがって、なぜ他社のパンに比較してカビが生えないかは、興味のある課題となった。私は、この課題に対してはヤマザキパンの製造過程が非常に清潔であると推論した。しかし、本当にそうかという点も含めて、微生物学や発酵の研究を行っている私の知人数人と議論を重ねてみた。

その結果、明らかになってきたのは、一般の方々は見えない微生物に対して比較的脅威を感じていないということに気付かされた点であった。何人かの人と話した結果をまとめてみると次のようになる。

最近流行の手作りパンは小規模な店舗で作られているために、比較的早くカビが生える。そうしたパンは結構値段が高いので、購入者はカビが少し発生した場合に、カビの部分を取り除いて食べている人もいるようで、中には、これこそ保存料が使われていない証拠だから安心だとまで言いながら食べている人もいる。

このような考えは、平成24年に牛のレバ刺しが禁止になったときに、メディアも含めて一部の方々が行政のやり過ぎと騒いだが、その心理に共通するのは微生物の怖さを知らない人たちのたわごとである。

カビの生え始めたパンは前述のように顕微鏡レベルで調べるとパン全体がほとんどカビだらけである。そうしたパンを食べればかなりのカビ毒マイコトキシンを食べていることになる。私たちの世代は戦後、食糧が不十分な時代に育ったので少しくらいカビの生えたパンやお餅などは平気で食べてきた。

そして、自分たちは生き残っているからカビ毒は言われるほど大したことはないと思っていたが、本当にそうかという強い疑問をカビの研究者は有していることが分かった。この世を去って行ったカビをものともせず食べた世代の人たちに、このカビによる犠牲者は本当にいなかったのだろうか、微量のマイコトキシンの長期摂取の問題に関しては、本格的な研究データが少ないだけに考えさせられる大きな問題である。

私は約30年前にドイツに留学していたが、その時に家族ぐるみで交際していた友人がやっていた残ったパンの処理の仕方を思い出した。彼の家では毎朝近所のパン屋さんでパンを買ってくる。ところが、時々そのパンは食べきれずに残る。その残ったパンは翌日になると犬かまたは庭の小鳥のえさになる。ドイツ人＝けちな人種、という方程式で彼らの行動を理解していた私にはかなり奇異に思えたので、「まだ食べられるパンをもったいないではないですか」と彼に尋ねた。

彼は「近所のパン屋で作られるパンは数日もすればカビだらけになる。したがって2日目にはすでに相当数の胞子がカビのコロニーを作りはじめている。ここにはかなりのマイコトキシンの生産が始まっている。人類はこうした微量のマイコトキシンを食べ続けることの毒性のデータを持っていない。しかし、私はおそらくこれは健康に害があると考えている。特に、発がんを考えたら絶対に避けるべきである。だから、食べない」と即座に答えてくれた。

多くのドイツ人は日本人と同じようにカビが生える直前まで食べているから、この行動はドイツ人としては少数派に属する。彼の専門研究領域は、インスリン依存性の糖尿病発症に関する分野であるので、カビ毒などとはほとんど無関係な研究者である。私は、彼の研究者らしい考え方と実行力に少なからぬ感銘を覚えた。この問題を議論していて思わぬ事項として浮かびあがってきたのは、カビの生産するマイコトキシンに対して、ひょっとすると私たちは無神経すぎるのかもしれないという懸念である。

日本には、天然＝安全、といった天然安全信仰が存在することは多くの科学者が指摘している。多数認可されている添加物に対する一般市民の反応は、安全性が確立され過去40年以上問題を発生させていない指定添加物には厳しい批判を浴びせ、安全性に対して検証のなされていない既存添加物は、天然の名の下に問題なく受け入れるというものだ。しかし、現実にここ数年で使用禁止になっているのは天然の既存添加物であることから考えてみれば、この現象は明らかに異常である。この考え方がカビの生える食品に寛大な姿勢を示しているのかもしれない。

カビの生えないパンとカビが生えるパンのどちらが本当に安全であるのかは、大量消費、大量流通時代における食の安全・安心にかかわる科学の問題として、大きな課題を私に与えてくれた。この『ヤマザキパンはなぜカビないか』の著者は微量な臭素酸カリウムが防カビ効果を出している、というとんでもなく非科学的な理論を展開しておよそ科学的議論の対象にならないようなことを騒ぎたてている。

しかしこの本の著者は、前述のような論理展開で「ヤマザキパンは怖いパン」と納得する消費者心理を読んでいるからこうした暴挙にでたと推測される。

消費者には「カビよりも保存料の方が怖い」という心理があることは私も多くの市民講座の経験から確かに感じている。しかし、カビが生えていた食品を食べても、すぐにがんにならないので、その怖さは実感できないが、保存料等には一定量を超えて摂取すれば化学物質として毒性が出るので、その大量投与の時の毒性を盾に安全論者は危険性を大きく騒いでいる。この論法に乗せられて「カビよりも保存料の方が怖い」という消費者心理が形成されている。しかし、この時の調査を通してカビには私が想像していた以上の危険性が潜んでいる可能性を強く感じた。

昨今の「無添加こそ最高に安心」といった考えは、自然界の一員として置かれている生命体の人間として、あまりにも無謀な思想であり、私は大きな疑問と強い危機感を抱いている。

カビないのは非常に清潔な製造技術の成果

ところで、パンがカビるのは、カビの菌がパンに繁殖するからであるという当たり前の事象であるが、無生物から生物が発生することはない。したがって、カビないようにさせるのに極めて大切なことは、製造工程が清潔であることと、包装されたパンにカビの菌が入らないようにすることである。この限りなく無菌的な環境で製造するという点に関して、ヤマザキパンの製造方法を調査していて無菌的製造ができている原因として明らかになったことがあった。

平成19年に不二家が起こした不祥事で会社の再建の手伝いを買って出たのは山崎製

パン株式会社であったが、山崎製パンはその技術支援をＡＩＢ（American Institute of Baking）という米国の食品安全管理手法によって行ったことを報告している。この方法による製パンの管理は非常に優れた方法と業界では見なされている。特に、異物や有害生物の混入を避ける技術として優れているとされている。したがって、山崎製パンのこうした清潔さを重んじた技術の導入により「清潔に作られている」ことがカビの生えない大きな条件であることが明らかとなった。

以上でお分かりのように、パンにカビを生やさないためには、限りなく清潔な環境でパンを製造し、その清潔な状態を維持できるように包装することと、製造されたパンの環境をカビの生えにくい状況にすること、これらが大きな要素となってカビが生えない日持ちのするパンができるという極めて当たり前な結論に到達した。

臭素酸カリウムはパンの防カビ剤として使えるものでもないし、そんな目的で使用するとしたら、人間に害があるほどの多量を用いなくてはならない。現実はそうでないのだから、パンがカビない理由を臭素酸カリウムであるとする結論は明らかな間違いであり、カビの生えないパンは、マイコトキシンによる未知の健康障害を考慮すれば逆に極めて安全なパンであると言える。

カビの問題を調査している時に、発酵に使用する酵母によってカビが生えにくくなることも分かった。したがってヤマザキパンが使用している酵母もあるいは関係しているかもしれないと推測している。

ところで、「なぜそんなにしてまでヤマザキパンは臭素酸カリウムを使用したいのか?」という質問については、次のようなことが明らかになった。国産小麦を使用してパンをおいしく仕上げる小麦改良剤としての臭素酸カリウムの素晴らしさが、他の添加物では代替できなかったようである。実際、小麦は生産される国の風土、種類によりそのたんぱく質含量などの組成が異なり、小麦粉から作ることができる食品の種類がかなり異なってくる。例えば、パンは一般的に強力粉と呼ばれているたんぱく質含量の高い小麦粉から作られるが、このたんぱく質の性質がもう一つ大きく影響する。

国産の小麦そのままではおいしいパンは製造できないが、臭素酸カリウムを使うことにより、見事なまでにおいしいパンができると会社側は関連学会のフォーラム等で説明をしている。公表された資料では、安全性とおいしさとに関して、科学的根拠を示して説明しており、それらの説明には特に誇張、改ざん等が疑われるような要素は見当たらない。

むしろ、臭素酸カリウムを小麦改良剤として用いている現在の使用法である限り、製造されたパンに臭素酸カリウムを使用したと記載する必要性は、食品衛生法上全くないのに、あえて使用したことを消費者に知らせている態度は、企業として立派な行為とも受け取れる。国産小麦をパンに有効利用しようとしていることは、自給率40％以下で、しかもパン食に慣れ親しんでいる国民にとってはかなり重要な取り組みの姿勢である。

ここでも考えたい量の問題

その他に寄せられた疑問として「先生は0・5ppb以下の臭素酸カリウムが絶対

発がんに関係しないと言い切れるか」という問い掛けがあった。科学に携わる者として「絶対」という言葉は禁忌であるので、100%とは言えないが、限りなくゼロであるとは言い切れる。それは、近年の研究において従来言われていた発がん性物質には閾値《いきち》（ある反応を起こさせるのに必要な最小値）がないという見解が実験により崩れ始めているからである。すなわち、発がんというような遺伝子の変異に起因する疾患は量がどんなに少なくなっても、少ないなりに用量依存的に発がん作用がある、という考え方が一般的であったが、その考え方が訂正されてきたということである。

まだ、多くの研究者とまでは言えないが、発がん性物質がある濃度以下になると、全くその前兆的反応すらなくなることが証明されている。実際に動物実験により長期投与で幾つかの発がん性物質について証明されている。臭素酸カリウムにおいてもすでにそうした実験による報告があり、その変異原性の閾値は125ppmで病理学的変化では30ppmとされているのでこのパンで問題にされている0・5ppbの数万倍の濃度である。したがって動物実験の結果ではあるが、0・5ppb以下では何も起こらないことが証明されている。ちなみに、日本の水道水では臭素酸は10ｐｐｂ以下が許容値であり、米国のパンは20ｐｐｂまでの残留が認められている。

ところで、添加された臭素酸カリウムは製造過程で分解されるのは分かったが、分解産物としての臭化カリウムはどれくらい残存しているだろうかという疑問が生ずる。そこで、私は直接山崎製パン株式会社にそのようなデータを持っておられるか質問したところ、研究所から要約的な表とともに、自社および外部検査機関に委託されて測定したかなり膨大なデータをお知らせいただいた。その中に食品中の臭素含量の一覧表があったので次頁に引用する。

この表によれば臭素酸カリウムを使用していない他社の高値を示しているパンより低い値になっている。実際に使用されている臭素酸カリウムの量が30ｐｐｍ以下なのでそれから生ずる臭素含量としては何ら矛盾のない値である。

以上、今回の調査結果から、臭素酸カリウムが検出限界以下で、製造工程の清潔さ故にカビの生えないパンは、逆にすぐにカビの生えるパンに比較してはるかに安全な

食塩、並塩	380 ～ 1200 ppm（0.038 ～ 0.12%）
精製塩	25 ～ 83 ppm（0.0025 ～ 0.0083%）
天日塩	100 ～ 400 ppm（0.01 ～ 0.04%）
昆布	865 ppm（0.087%）
食パン（市販品 17 品種）	5 ～ 40 ppm（0.0005 ～ 0.004%）
食パン（当社 7 品種）	18 ～ 26 ppm（0.0018 ～ 0.0026%）
血液中	5 ppm（0.0005%）

塩、昆布、血液中の臭素：日本塩工業会「塩の情報室」参照
食パン中の臭素：蛍光 X 線分析による分析値（平成 20 年測定）
当社 7 品種は、全て溶液化生地改良剤使用製品

表 4　食品中の臭素含量

パンと結論付けることができる。

市民に食の安全を訴える運動の先端に立っている人たちの中には、高学歴で社会的地位もしっかりした人が少なからずおられる。こうした人たちが感覚的な理解で科学の世界を押しつぶす姿を見ていると、地球が回っていると主張したジョルダノ・ブルーノを火あぶりの刑に処し、ガリレオに変説をさせた時代を思い起こしてしまう。確かに、私は地球が回っていることを、教育を受けたことで知っているだけで、太陽が地球の周りを回っていると言われた方が実感としては納得できる。ロケットが宇宙を飛びかい、そこからの写真を見ることのできる私たちよりも、ガリレオの時代には一般市民は太陽が回っているということの方がはるか

に感覚的に理解できたに違いない。

近年の科学技術の進展により、化学物質は一昔前には考えられないような量を立派に定量できるようになっている。そんな目で私たちの周りのものを精査して見れば、どんな怖い物質も存在の有無という観点では全て〝有り〟との回答が出てくる。逆に言えばどんな食品にも数多くの危険な化学物質が含まれている。すなわち、在るか無いかで問題にすればどんな食品も危険で食べられないという結論になる。

したがって、そこには量の概念を用いた安全と危険の線を引く厳密な科学が必要である。危険性をゼロにするのには対象となる物が「無い」ことが最高のように見えるが、実は「無い」ことを求めることにより別な危険性が発生する危険性を考慮しなければならない。このように、科学技術が進歩してきた社会では、食品に混入している、またはさせる物質とその必要性に関してはしっかりした量の概念と確率論をもとに、ある量を境に線を引かねばならない。

そうした線引き行為の結果は、私たちにとってしばしば日常感覚にそぐわない現象が出てくる。感覚にそぐわないというだけの理由で、科学的な問題を全て排除することが、生き方の一つであるように論ぜられる人がいる。それが個人の哲学の中に納まっているのならば、それはそれで良い。しかし、その考えが権威ある人により一般大衆に喧伝され、群衆の声となるときはまさに、ガリレオの裁判である。

化学物質の危機管理には万が一のときに失うものの質（例えば健康障害）と量（例えば人数）が問題となり、どのようにその化学物質を使用するかを選択するのは人間である。多くの化学物質は、私たちにもたらす利便性と危険性の両方が内在している。少しでも危険性が認められる化学物質すべてを抹殺することは、必ずしも得策ではない。その両面を有する化学物質の選択をする管理者には人間社会全般を考えるしっかりした哲学が必要である。こんな状況下において強く要求されるのはしっかりした科学的考察力と人間としての哲学である。

パンにカビが生えなかったという現象から、その原因を検出限界以下に抑えられているかもしれなかった臭素酸カリウムに帰結させ、感覚的に危険性を煽り一部消費者の買い控えまで起こさせた『ヤマザキパンはなぜカビないか』は、まさにガリレオの裁判と同じことを行ったと言える。

多幸之介先生と受講生幸寄さんの 休憩室

S：30年ほど前の先生のドイツでのお寿司の話は面白かったですが、大変でしたね。

T：私も内科医が得意げに話すのを、語学力の問題もあって全く反論できなかったのですが、よく考えると当時のドイツでは牛や豚の生肉は挽肉としてかなり食べていました。当時日本では牛刺しなどは決して日常的でなかったのですから、食文化の違いを自分たちと異なっているというだけで危ないと論じるのは間違っていますね。

S：若田さんの飲み水なども全く同じです。

T：その通りです。原料がどんなに汚いものであっても飲んで問題のないものを揶揄するのは、実際に飲む人に精神的に悪い影響を与えますからやってはいけないことです。でも添加物の世界では随分とそうしたことがまかり通っています。
S：そうですね、安全だと言われても原料のイメージが湧くと食べられなくなる感覚はどうしようもないですね。
T：それと似たことが、食品中に含まれている添加物等にやたら化学物質名を使う語り口ですよ。講義の中でも話しましたが、私たちがスーパー等で購入してきた食品の中の化学物質は種類においても量においても、その中に含まれている添加物とは比較にならないくらい多いのです。
S：私も先生のお話でそのことが初めて分かりました。添加物のみに注意していると本当にたくさんの物質が使用されているように見えましたが、実際には食品の中の化学物質の方が多いということですね。しかも私も知らない化学名がいっぱいありました。
T：付け加えるなら、表示されている添加物の危険性などは、全く考慮しなくても良いような種類と量ですよ。私には単なる嫌がらせとしか思えません。

S：「かわいい子供には、だしの素を使用しない味噌汁を食べさせてあげよう」という話には納得できるところもありますが、それが安全論とどうかかわるのですか。

T：そこが大きな問題です。だしの素には特に危険性がないのに化学調味料というような表現で安全性に問題があるような言い方をするわけです。多くのお母さん方は子供を安全に育てたいと思っています。その気持ちを不安感に陥れるために、うま味調味料を怖い化合物に祭り上げているのです。食育においても科学的な観点からの安全論が重要です。

S：『ヤマザキパンはなぜカビないか』の題名を聞いたとき、たぶん保存料が入れられているためだろうと考えましたが、まるで違っていました。微生物の実験のところはよく分からなかった部分もありますが、カビない原因は製造工程が清潔だからだということですね。

T：その通りです。無菌的な状態で製造し、無菌的に包装すれば、理論上は缶詰と同じになりますから開封するまでカビは生えないことになります。

S：この本を先生の解説なしに読んだら、私はこの著者の言う通り、添加物によってカビないと感じたと思いますが、本当はそんな量ではカビを防げるはずがないという「量の概念の大切さ」が改めて分かりました。

T：おや、量の問題の重要性が分かってこられたようですね。

S：そうかもしれません。しかし、量の問題を隠して添加物を犯人に仕立てた実験というのは、悪質な気がします。

T：科学の世界の報告で一番大きな問題となるのは、報告者が最初に結論ありきで、その結論に合うようなことのみを写真や数値で示すことです。一般的にはねつ造という言葉で表現されますが、科学の世界の詐欺のようなものです。大騒ぎになったSTAP細胞問題もその一つですが、科学の世界に内在している大きな問題です。それは、一度ある現象が起こったという報告がなされたとすると、それを否定するのは非常に大変だからです。食品の安全性の問題、環境問題などの分野で一度騒がれて消えてゆくものには最初の報告がおかしかったことがしばしば発生しています。

S：ではしっかりした人が検証し、「これは危ない」「これは大丈夫」と宣言してくれたら、安心できますね。

T：そこがまた問題で、解説する人が有名人だからと言って信用できないことがあることを次にお話ししましょう。

第6章

確かな目が
安全な食卓をつくる

こんなパフォーマンスに感嘆してはいけない

自称〝添加物の神様〟と称される方が、講演や著書の中で添加物を「白い粉」と表現し、麻薬のような印象付けを行っている。講演会場では、「白い粉」から豚骨スープやコーヒーフレッシュを作ってみせましょう、と言って聴衆の目の前で試薬瓶に入れた粉末を混ぜ合わせ、豚骨スープを作って見せたり、食用油と乳化剤を混ぜて乳白色の溶液を作ったりしている。そして、「皆さんが豚骨ラーメンとして食べているスープもコーヒーフレッシュも添加物のみからできているんです」と説明し、聴衆をあっと驚かせている。

一般の方には、化学実験に使用される試薬瓶に入った「白い粉」(添加物)は、合成化学薬品のように映っていて、演者はそれが狙いである。その実演を見て感激をした何人かに感想を聞いてみたところ、異口同音に「薬品」を混ぜ合わせて本当に豚骨スープやコーヒーフレッシュができたのにはびっくりしたと言っておられた。

一般の方には合成化学薬品は、天然には存在しない怖いものというイメージがある。

その怖い薬品を何種類か混ぜ合わせることによって、自分が食べたことのある豚骨スープができあがってしまったのを見た、という事実は、化学に縁の薄い人、または化学薬品を日常的に扱っている人にとっても驚きに値する。このパフォーマンスを見ながら講演を聴いた人々には、「私は確かに、化学薬品からスープが作られる現場を見た」という驚きが胸に刻み込まれてしまう。

そして、改めて豚骨スープの添加物表示欄を見ると、講演で聴かされたように、化学名で書かれた添加物がたくさん書いてある。これで、実験を見た人の恐怖感、または薬品を食べているようだという気持ち悪い感覚が増長し、演者のもくろみは成功する。

では、現実にはどうなのか？　この演者はベストセラーになった彼の著書にその組成を掲載している。それを引用すると次のようである。「食塩」「グルタミン酸ナトリウム」「5'-リボヌクレオチドナトリウム」「たんぱく加水分解物」「豚骨エキスパウダー」「ガラエキスパウダー」「野菜エキスパウダー」「しょうゆ粉末」「昆布エキスパウダー」「脱脂粉乳」「ガーリックパウダー」「ジンジャーパウダー」「オニオンパウダー」「ホワイトペッパー」「甘草」「リンゴ酸」「ねぎ」「ごま」である。

私がもし豚骨スープを実験室で作成するために、研究室出入りの試薬屋にこれらを注文したとすると、「食塩」「グルタミン酸ナトリウム」「5'-リボヌクレオチドナトリウム」「リンゴ酸」以外は扱っていないので食品メーカーに注文してくださいとの返事が返ってくる。すなわち、この組成そのものは、大半が実際の食品の乾燥品である。

この著書では組成表の下に、「豚骨スープの一滴も入っていない」と書き、講演でも添加物のみで「豚骨スープ」を全く入れずに作ったと言っているが、よく見ると「豚骨エキスパウダー」が入っている。確かにパウダーは液体ではないが、これらを「化学の試薬瓶」に入れ、いかにも化学薬品のように見せているわけである。化学に縁遠い人たち、また化学薬品で実験を行ったことのある人たちにとっては、これらはすべて「気持ち悪い化学薬品、または怖い化学物質」のように見える。ところが、もしこれら全てを化学薬品の販売メーカーに注文したら、買える物質は前述のように4品しかないのである。

残りは全部、食品メーカーに注文しないと入手できない。購入できる四つの物質は化学薬品と言っても、食塩の「塩化ナトリウム」、「グルタミン酸ナトリウム」、「5'-リボヌクレオチドナトリウム」と「リンゴ酸」のみである。食塩は私たちに必須のミネラルであり、グルタミン酸はたんぱく質に欠くことのできない重要なアミノ酸であり、5'-リボヌクレオチドナトリウムも遺伝子の働きを助ける体内の重要な物質であり、リンゴ酸は私たちのエネルギー生産に関与する重要な物質であって、いずれの化合物も私たちの体内には非常にたくさん含まれている物質である。いいかえれば、添加物として摂取した場合、その量では安全性に関して全く問題のない物質のみである。そして残りの試薬瓶に入れられ、試薬のように見せかけられている物質は全て食品そのものである。

しかし、試薬瓶から少しずつ取り出し混ぜ合わせ「白い粉」から皆さんの大好きな

「豚骨スープ」ができましたとやってみせることは、「化学薬品を食べる気持ち悪さ」を引き起こすためだけに行われている一般人を愚弄したパフォーマンスである。実験もどきを見て感激された方々はその本質を改めて考え直してほしい。これをもう少し具体的に例えるならば、味噌の乾燥品に水を注いで「茶色の薬品から味噌汁を合成しました」といって見せているインチキ大道芸人の姿でしかない。添加物の本質やその使い方をよく分かる人だったら、こんなパフォーマンスを見せられたら笑ってしまうが、多くの方はそうでもないところに深刻な問題が内在している。

さらには、これをテレビの番組で紹介し、スープを飲んだタレントが「これおいしいと思っちゃう。私やば〜い！」などと大声をあげてびっくりし、さも悪いものを飲んだかのように放映されている。このように、メディアもこの馬鹿げた大道芸を取り上げることにより、添加物は避けるべき化学物質といったイメージづくりに一役買っている。

実際に、講演を聴いた方々は「自分たちが食べている豚骨スープが、実は化学薬品の固まりだと認識して食品の見方が変わった」と言っておられる。しかし、化学の世界で天然物を抽出して「これを有機化学的に合成しました」と言えば、いわゆるデータのねつ造であり、一般社会ではこのような行為のことを「だます」という。

添加物の複合汚染はどれほど心配すべきか

確かに、複数の添加物の相互作用により種々の反応が起こる可能性については、全くゼロでない、というよりかなり頻繁に起こるのは確かである。しかし、例えばこの豚骨スープにおけるように、添加物と言っても、生体にもともとかなりの量が存在する「食塩」、「グルタミン酸ナトリウム」、「5'－リボヌクレオチドナトリウム」、「リンゴ酸」を食品中に添加することで新たな毒性物質が合成されるから添加をやめなければいけない、と考えるまともな化学者はいない。

そして、相互作用で何かが発生したとしても、もともと添加されている量がＡＤＩから算出された極めてわずかな量であるため、無視できるレベルである。

混合により発生するかもしれない新しい化合物の危険性については心配ない、と発言すると必ず持ち出される反論の一つに、ビタミンCと保存料安息香酸の相互作用がある。これは世界的に騒がれた「混合による新化合物問題」の典型例とも言えるので紹介をしておく。

ビタミンCは保存料の安息香酸と反応してベンゼンを生成する。このベンゼンは公害物質としても有名な発がん性物質の一つである。そんな物質が清涼飲料水の中に生成されていることが発見されたので結構重大な問題として世界各国の担当の機関や省庁が取り扱いについて検討を行った。その結果、どこの国もその量が非常に少ないことから結果的には回収騒ぎを大々的に起こさせるような必要性を認めなかった。

日本においても厚生労働省からは1社の清涼飲料水に回収を命じたのみであったが、その回収した製品に関しても「たとえ、その飲料を飲んだ人がいたとしてもその人は健康障害を心配する必要がない」と、次のような通達を出している。

厚生労働省が行った分析調査の結果、１製品から水道水質基準及びＷＨＯの飲料水ガイドライン（第3版）のガイドライン値（10ｐｐｂ）を超えるベンゼンを検出したことから、念のため、当該製品の販売者に対し、事実の公表、製品の回収や今後の製品の改良などを行うよう要請したところです。このＷＨＯ飲料水ガイドライン値10ｐｐｂを清涼飲料水の指導に当たっての判断基準に用いたのは、飲料水として摂取される水分の一部が清涼飲料水に置き換わることを考慮した場合、飲料水の基準を清涼飲料水に準用することは妥当であると考えているからです。

また、比較的高い濃度のベンゼンが検出された清涼飲料水を一時的に摂取することについては、このガイドライン値が飲料水を生涯摂取したときのリスクを考慮しており、ガイドライン値を超える清涼飲料水をある一定量摂取していたとしても、特段の健康影響を生ずるということを意味するものではないこと。更に海外における清涼飲料水中のベンゼンへの対応に関する情報にあるように、人のべンゼンの摂取源の大半が環境由来（大気）であるということより、環境由来のリスクに比して食品由来のリスクは低いものと考えられており、食品からの摂取に多少の増大があったとしても、リスクの増大への寄与は少ないものと考えられております。

（厚生労働省の通達文）

私も、各国のホームページがこの問題に関しどれくらい踏み込んだ報告をしているかを調べてみた。その過程でオーストラリア・ニュージーランド食品基準局が環境中のベンゼン量の指標として「日常生活においてベンゼンに曝されている量」を掲載していたので、その表を次に引用する。

この表において単位はすべてμgとなっているが、水道水の10ｐｐｍというのは㎎／Lなのでμ《マイクロ》の1000倍のオーダーである。したがって、オーストラリア政府の広報にはこの表とともに、安息香酸とビタミンCの混合によりベンゼンが生成するが、環

原因	ベンゼン量	情報源
空気中からの吸入量（1日）	220μg	EU
自動車にガソリンを入れる時(3分)	32μg	EU
自動車に1時間乗った時	40μg	ATSDR（US）
飲食物の摂取	0.2~0.3μg	EU
食品の摂取	1.4μg	CANADA
飲食物の摂取	1.4μg	IPCS（WHO）
喫煙（一日）	7900μg	EU
喫煙（一日）	1820μg	CANADA
喫煙（一日）	1800μg	IPCS（WHO）
受動喫煙（1日）	63μg	CANADA
受動喫煙（2日）	50μg	IPCS（WHO）

オーストラリア・ニュージーランド食品基準局が the Agency for Toxic Substances and Disease Registry (ATSDR) 2005, WHO International Program on Chemical Safety (IPCS) 1993 and Health Canada 1993. から作成した表を引用

表5　日常生活においてベンゼンに曝されている量

境からの汚染と比較すると桁が違うほど少ないので、心配がないと書かれている。物質の量でmgやμgと言われてもどれくらい異なるかがピンとこない方もあるだろう。これはお金に例えると、1万円と1千万円はちょうど1000倍異なっているが、μgとmgはまさにこの関係である。1万円と1千万円では買えるもののレベルが大きく異なるように、化学物質も量が異なると、その作用力が大きく異なる。

このように添加物を歪曲された嫌悪感で排斥する必要がないと主張するの

は、添加物をどんどん使用しなさいと言うためではない。このビタミンCと安息香酸の相互作用に関しても、いわゆる先進国の政府は調査の結果、安息香酸を使用禁止にする必要がないという結論に達しており、この現象が分かった上で安息香酸の使用禁止に出た国は一つもない。こうした指定添加物について言えば、昭和49年にAF－2が使用禁止になったのを最後として、危険性が推測されるがゆえに使用禁止になったものは一つもない。

すなわち、この安息香酸事件から次のようなことがほぼ言える。現在指定添加物として認可されている添加物は、非常に日常的な身近な物質そのものかその誘導体が大半であり、使用量がＡＤＩから算定されて規制されているが故に、想定外の化学反応が万が一起こったとしても健康障害を発生させるというような事件にはならない。今後もたとえ発生したとしても、この安息香酸のレベルである。

このようなことを主張している私は、インスタントラーメンは安全だからどんどん食べても大丈夫と言うためではなく、こうしたパフォーマンスを見た一般人が、だから添加物は怖い、避けるべきだというイメージを持ってしまうことを問題としているのである。インスタントラーメンで手軽に食生活を過ごすのが健康に悪い原因は、添加物にあるのではなく、そのような食生活そのものに問題があるのである。

たとえ添加物無添加のインスタントラーメンが作られ売り出されたとしても、そのラーメンを無添加だから大丈夫と考えてそればかり食べることは、添加物入りラーメンを食べるのと、「食の安全性と健康」という観点では何ら差がない。こうしたパフォーマンスでインスタント食品が添加物故に健康問題があるような錯覚が形成されると、食に関する考え方の重要なポイントが、「無添加食品なら健康に良い」というとんでもない結論に落ち着いてしまい、「食の安全性と健康」の重要な本質的観点に大きな誤解を生じさせてしまう。こうした現象を引き起こすことは非常に大きな社会的損失を招くと危惧をしている。

注意したい著名な先生方の発言

ある週刊誌に、微生物からつくられる鰹だし、着色料で色づけする醤油、半分は水でできているハム——見た目は「本物」、中身は「別物」がスーパーにはいっぱい並んでいた、という記事が出ていた。その中で解説をしておられる方の何人かは、添加物で主婦層を驚かせることを仕事にしている方々なので、特に驚きもしなかった。

しかし、この記事でショックを受けたのは、私がその科学的思考方法に一目置きほとんどの著作物を読み、NHK教育テレビの科学番組でも素晴らしい発言をしていた著名な先生が、これらの記述を裏付ける発言を何度もしていたことであった。

発酵という現象は確かに微生物で行っているから間違いではない。しかし、焼酎、泡盛、ウィスキーなどの多くの酒は、微生物が作ったアルコールを蒸留という手段で精製したものである。この観点でみれば、微生物が作り出すアミノ酸を精製して「だしの成分」とすることは、本質において蒸留酒の製造と何ら変わることがない。日本酒、ワインを始め、味噌、ヨーグルト、納豆、漬物、チーズ等々発酵食品は全て化学的な記述をするならば微生物からできている。特に、ヨーグルトや納豆などは、微生物が生きた状態の物をそのまま摂取しているのが実情である。

それをあたかも食品衛生法で問題になる糞便系大腸菌群のような感じを抱かせ「微生物からできている」という表現で嫌がらせをする記事は、ナンセンスであるが、その裏付けにこうした著名な先生が加担しておられるのは非常に残念なことである。

さらに、半分は水でできているハムの記事には添加物を加えることによって、後は水を加えると本物のハムができあがるように記述され、業者が本当にいい加減なことをやっているように感じさせている。安いハムが添加物の使用で増量され、それらしく見せているのは事実である。ただし、そのために水を加えるのは、水を加えなかったらハムらしくならないからである。

私はかつてドイツで3年余り過ごした経験があるが、ここで培ったハム、ソーセージの味に対する感覚は今もしっかりと残っている。こんな言い方をすると「先生は普段どんなハムやソーセージをお食べですか」と問われることになる。私が本当においいしいと思うハム、ソーセージを入手しようとして簡単に購入できるのは、大手デパートの地下の食料品売り場の高い商品か、幾つかの手作りハム工場で作られた特産品である。

こうした商品は確かにおいしいが、問題は値段である。普段の家計の中で毎日のようにこのようなハム、ソーセージを食べている余裕はない。したがって、日常生活においては近所のスーパーの商品で済ませているのが現状である。メーカーの商品は、先述の高い高級品より味が落ちるのは事実であるが、少なくともハムを食べたい、という最小限の気持ちは満足させてくれる。そんなハムの表示を見れば、確かに多くの添加物が使われているからこの記事が非難しているように、水で増量されているかもしれない。

しかし、週に1、2度そうしたハムやソーセージを食べたとしても、極端に大量に食べなければ、安全性に関しては全く問題がない。逆に高級ハムであったとしても、大量に食べれば同じように体に悪い。ただしどちらを摂取しようと添加物に起因する問題は特にない。したがって、この記事の発言は、高いハムが家計の事情で買えなく、やむなく安いハムを買って食べる人たちに対して「半分は水でできているようなそんなハムをお前たちはよく食べるものだ」という蔑視にしか私には取れない。

ところで、世界がん研究基金は最新のがん予防10カ条の中に、ハム、ソーセージを食べ過ぎないようにと警告しているが、その原因は高級ハム、ソーセージは最後に燻製にしていることが多く、その燻製の煙の中に発がん性物質がかなり含まれているからである。安いハムは燻製にせず、燻液に浸して香りを出しており、第3章に示したように、燻製肉には発がん性物質があるが、燻液にはない。また、10カ条では安いハム、ソーセージの添加物などは問題にしていない。だから食べ過ぎた時に最初に危険性が大きいのは高級ハムやソーセージである。

添加物と水でできているといった安全性とは特に関係のないことを、ことさらに取り上げて、安いハムを食べてはいけないというのは、一部の豊かな方たちのたわごとであることがお分かりいただけると思う。

私にとってこのような話は、金持ちから「お前たちにはこんな買い物はできないだろう」と軽蔑された時のような不快感が生ずるだけであるが、一般の方にはそうでないことがこの問題の大きいところである。多くの一般の方は、家計のやりくりの中で買っていた安いハムを食べることに、一抹の不安と、ましてやそれを子供や愛する人たちに食べさせるときに罪の意識にも似た感情が発生することになる。

これは、食生活にとって非常に大きなマイナス要因となる。先述したように、食においておいて大切なことは、おいしく楽しく食べることである。しかし、こうした発言はおいしく楽しく食べることに対して、全く不要な不安感や罪の意識を生じさせることになる。これほど健全な食生活に対する阻害要因はない。

もう一つ、偉い先生の発言がとんでもない風評を生んだ例を述べておこう。それは「コンビニ弁当の添加物で障害児が発生する」という、添加物が不安の女性にとっては格好の話題である。この誤った風評はいわゆる全国各地の「ママさん教室」などで一時期かなり蔓延していた話である。

この風評の発信源は、ある地方紙の発行した記事と冊子であるが、その情報源は、ある養豚農家が「コンビニの売れ残りの弁当を豚に食べさせていたら、奇形の豚がたくさん生まれたが、これはコンビニの弁当には添加物がたくさん使われているから、その添加物が原因と考えている」とのコメントであった。コンビニの売れ残りの弁当を家畜のえさに使用したのはこの養豚農家が全国でただ1軒だったわけではなく、日本中で同じようなことが行われている事実を考えると、検証もせずによくぞこんな記事や冊子を発行したな、と首を傾げたくなる。

これが、一新聞社の発行した記事や、冊子であったならば、おそらく多くの市民は「まさか?」とは思いつつも、全国に広がることはなかったと思われる。ところが、この記事の内容を、発酵食品の食文化に関してよくメディアに登場し、国の食関係の委員も幾つか務めていたある有名な先生がメディア等でまともに取り上げて、問題とする発言を複数回なさった。

この問題を取り上げたある記事には、この先生の発言として「豚の子供に奇形が多くなったと報道されたことがありましたが、無菌状態にするために使用される発色剤や粘調剤などの添加物が原因の可能性があります」とある。この談話を読み返してみると「無菌状態にするために発色剤や粘調剤が添加物として使用される」となっているが、これはこの先生の大きな誤りである。発色剤や粘調剤は添加物として用いる時その目的が無菌状態にするためでないことは、名称から類推して素人にも分かる誤りである。

この事実から、この先生は添加物についてはあまりご専門でないことが窺われる。しかしこの談話に類した話をテレビ、新聞、ご講演のみではなく、ご自分の大学における講義でもされていて、これが「コンビニの弁当は危ない」という風評が広がった大きな原因の一つであると、日本食品添加物協会の方から伺った。

以上、お二人の先生を例にして、社会に誤った「常識」が形成される原因の一端を述べたが、私はこれをもってこの両先生のお考えを全否定するものではなく、むしろ添加物以外のご発言には敬意を表するものである。この例を取り上げたのは、世の中に影響力のある方の不用意な発言が、社会を混乱させる一因となることを知ってほしかったからである。もっと驚くべきは、文部科学省が添加物についてとんでもない通達を出していることである。

文部科学省から出された「学校給食衛生管理基準」

私は、現在の職場である鈴鹿医療科学大学に赴任してからは管理栄養士の養成に関する教育と研究に従事するようになり、その結果、学内外の食育、栄養教育などに携わる先生方や行政の学校給食等に携わる方との接触が急に増えた。そして、その方たちの多くがいわゆるメディア情報をもととしたと思われる、食の安心・安全論や添加物の無添加を理想とするような発言をなさるのにぶつかり議論となることがしばしばある。そして、その一つの原因が、私が鈴鹿医療科学大学に赴任した平成15年3月に出された「学校給食衛生管理の基準」の一部改定と称した通達に依存していることが分かった。この通達に起因する、教育現場で栄養関連の仕事をされている方の誤解をどのようにして解くかと考えていた矢先の平成21年3月31日付官報において、「学校給食衛生管理基準」が公表された。

管理栄養士養成教育機関に身を置くものとして、非常に重要な通達と受け止め熟読したが、内容の一部にメディアが喜んで取り上げ、いたずらに市民を不安に陥れた感情論的な食の安全・安心意識を押しつけるような文章にぶつかって唖然とした。

問題となる記述は「第3　調理の過程等における衛生管理に係る衛生管理基準」の「(2)学校給食用食品の購入」の「③食品の選定」の第2項に、〃有害若しくは不必要な着色料、保存料、漂白剤、発色剤その他の食品添加物が添加された食品、又は内容表示、消費期限及び賞味期限並びに製造業者、販売業者等の名称及び所在地、使用原材料及び保存方法が明らかでない食品については使用しないこと〃と書かれていたことであった。同じ記述は、同日公布の「夜間学校給食衛生管理基準の施行について」及び「特別支援学校の幼稚部及び高等部における学校給食衛生管理基準の施行について」にある。

この文章は今の時代に即していると感じられる人も多いかもしれない。有害な添加物の使用された食品や、消費期限、賞味期限、製造業者、販売業者の記載してないような食品は、危険極まりないから排除するのは当然であり、むしろ重要な指摘とさえ受け取れる。

しかし、よく考えてみよう。現在、日本の市場にはこうした食品が本当に多く流通しているのであろうか？　解答は否である。有害または不必要な添加物が添加されたり、消費期限、賞味期限、製造業者、販売業者が記載されていなかったりする食品は基本的に食品衛生法、ＪＡＳ法等の食品関連法規に抵触することになる。もし、そうした食品を製造もしくは販売したりすれば、その業者は摘発され処分を受けるのが実情である。ご存知のようにそのようなことを行った業者の幾つかは、メディアが大きく取り上げるところとなっている。

大きな事件となった事故米を給食で食べさせたり、メタミドフォス入りの餃子を食べさせたり、国産と書いてあっても実は外国産を食べさせるようなことのないように、ということを目的としての一文であるとしたら、この通達はその目的をほとんど果たさない。

実際に平成15年に同じような通達が出されていたにも拘わらず、平成20年に学校給食で事故米を給食に使用し、学童が食べてしまったケースが発生してしまっている。ここで考慮すべきは、学校給食関係者がこの通達を守って、これに準拠した方法で食品を購入していたとしても、この事件を防ぐのは無理であった。なぜかと言えば、この事故米にしろ、消費期限の問題や産地偽装にしろ、製造者や販売者のモラルが崩壊し、法を破っていることによって発生していた事件であり、表示をチェックすれば防げる問題とは事態の性格が異なるからである。

それにもかかわらず、私が消費生活センター等で接触している普通の市民の目線で考えるとき、この官報の文章は、恐らく一般の方には不思議とその通りだと感覚的に理解させるものがあることを感じる。それほどまでに現在の、特に添加物に対する誤解（あるいは無理解）が浸透している。そして、この通達を読まれた一般の方は、結論として文部科学省も無添加を理想としているのだと理解するに違いない。

それは、添加物に対して厚生労働省は大丈夫だと言っているにも拘わらず、他方にとんでもないということを騒ぎたてている一部の人たちとメディアがあり、その人たちにとっては、添加物が使用されていること自体がすでに悪であるからである。その理由としては、安全性が確保されていないということと、伝統食文化の破壊という大きく分けて二つの問題点を挙げている。そうして、この考えが市中に大きく浸透しているために奇妙な添加物バッシングが発生し、保存料や化学調味料を不使用と表記した食品が安全な食品に分類され、無添加こそが最も安全な食品とされている風潮がまかり通っている。

ところで、先の通達の「有害な食品添加物」という文言であるが、添加物は有害な量を使用すれば食品衛生法違反になるのでそんなことを指しているのでない。となると有害な添加物というのは一体何であろうか。添加物は適正な量を用いれば健康障害がなく、食中毒を防いだり、味を良くしたり鮮度を保つことができる。しかし、着色料、漂白剤、保存料、発色剤等のどれをとっても一定量以上の摂取は化学物質である限り有害物質である。したがって、大量に使用したときに害がでる添加物を「有害な」と表記したとするならば、多くの安全論者が言っている量を無視した危険論であり誤りである。

この通達の文章について、さっそく数人の教育現場の食関係の専門家と議論してみた。その結果、この通達の「有害な食品添加物」という表記は確かにおかしいかもしれないが、「不必要な食品添加物を使用した食品を使わない」という表記はその通りであり問題ないのではないか、と指摘される方が複数おられた。しかし、法律上は不必要な添加物を使用した食品そのものが既に食品衛生法違反となるから、現実に使用されている添加物は必要な物として添加されているはずである。現在使用されている添加物がどこまで必要があるかに関しては専門家の間でも見解が大きく分かれる重要な問題である。

不必要な添加物が多く使用されていると考える人たちの意見が強くなっていること

が、日本の無添加ブームを構成している一つの大きな要因でもある。さらに、不必要な添加物が添加されていると主張している人たちに共通している強い意見は、味を含めた食本来の有する文化性が否定されるという点である。

この通達が、食品衛生法やＪＡＳ法など、食の安全を保つための法律が施行されているものの、ほとんどの業者はこれを守っていないから注意をしろという意味で出されたとしたら、真面目にやっている多くの食品業者に対して非常に失礼な一文である。そうではなくて、一部のメディアや消費者団体が騒ぎたてているように、厚生労働省は安全だと言っているが、添加物は適正使用されていても本当は危険だという観点から、安全性確保のため法律とは関係なく、限りなく無添加を基本に給食を行いなさいという意味で出されたとするならば、これも非科学的な感情論である。そして、不必要な添加物が多く使われて日本の食文化が破壊されているから、限りなく無添加を基本に給食を行い、昔の伝統食に戻しなさいという方針であるとするならば、ここにも大きな議論の余地がある。

添加物の歴史を考えてみれば明らかであるが、例えばその昔には調理した食品が腐らないよう保存するために笹の葉などにくるんだ。笹の葉には安息香酸が入っており、その安息香酸そのものを化学的に合成し、それを適量加えれば先述のように、人間に障害がない範囲で笹の葉以上の効果が得られる。また、昆布のうま味の本質を調べたら、グルタミン酸ナトリウムがその主成分であった。そこで、グルタミン酸ナトリウムを加えた食品を作ったら、だしを使わなくてもおいしい食品ができた。こうした化学物質の使用によって、短期間で腐敗するので廃棄せざるを得なかった食品や、まずくて本来捨てざるを得なかった食材が食べられるようになることは、人類が発展してゆくために必要な食文化の変化の重要な一面ではないだろうか。

一方で、このようにして人類が獲得した物質もその量を誤った使用により、種々の弊害が発生することも明らかになってきた。しかし、こうした化学物質が害になるか、有益になるかは何度も繰り返すが、単に量の問題である。いずれにしても、文部科学省という国民の教育をあずかる中枢が、食文化の問題に触れようとするならば、添加物などの化学物質の無添加を理想とするのではなく、正しい使用のあり方を教育することが非常に重要なことであると私は理解している。

21世紀の食の問題は、食糧不足、安全な食の供給、そして食を通しての健康作り、さらには食文化を通しての豊かな人間性の養成をどうして行くかが大きな課題である。このいずれを取ってみても、その解決の一助として添加物、農薬等の化学物質の使用が不可欠である。新しい教育の方向として一部の消費者団体の人たちが騒ぎ立てているように、いたずらに添加物を無添加にして昔の伝統食が本来の食であると教えることのみに走るのではなく、こうした化学物質を適切に使用することによって人類がどのように新しい食文化を構成することができるかを次世代の子供たちに考えさせることは、食育において重要な課題だと考えており、私は声を大にして昨今の無添加ブームに警鐘をならしているし、今後も叫び続けるつもりである。

文部科学省が出した先の通達は、栄養教育関係者で添加物を可能な限り排除することを推奨する人々の拠り所となっている。それだけに、この通達が世の中の食育問題をリードする人たちの新たな誤解の根源にならないことを祈っているが、この文部科学省の姿勢が教育課程を経てきた最近の学生たちに大きな影を落としているのではないかと感じることがあった。

私は鈴鹿医療科学大学のみではなく、全国の幾つかの大学で健康食品や添加物関連の講義を行っている。その講義の反響として学校教育の重要性を痛感している。特にここ数年、東京大学の技術倫理という講義を分担させていただいているが、この講義の受講生は、学部、学科横断的であるため、農学部、工学部といった理系のみではなく、文学部、法学部、経済学部などの文系の学生も多い。普段私が教えている理系の学生のみではなく、文系の学生の反応が分かる唯一の講義であり、かつ東大という天下の俊才の集まる大学であるので、この大学の学生の数年分のレポートから浮き彫りになっている事実を紹介する。

私の講義を受けるまで、無添加こそ食の安全にとって重要な要素である、と感じていたという学生が多く、その割合は、理系、文系に関係なく60％くらいであった。この60％という数値は他の大学に比較すると少ない。他の大学のある理系学科では、90％くらいの学生がそう感じているケースに遭遇したこともある。東大の場合、かつて自分は無添加が良いと信じていたが、受けてきた教育の過程で考えが変わったと書いている学生も何人かいた。彼らの考えが変化する根拠になった先生の発言等を正確に再現して記述している点は、さすがと感じさせるものがあった。

いずれにしろ、本人が信じているかいないかに関係なく、世の中の風潮が無添加安全主義で満たされていることはほとんどの学生が認めるところであった。そして、この無添加安全主義の風評の根源についての議論をレポートの課題として求めてみると、その回答として非常に多くの学生が、学校教育、メディア、そして母親を挙げている。さらに、母親がこのような考えになっているのは、教育課程で母親自身がそうなったからであって、根源は教育にあると指摘している学生も結構いた。この無添加安全主義の風評の根源としては東大に限らず他の大学の学生もほとんどが、学校教育、メディア、母親を挙げているのが実情である。

以上のように安易な無添加安全主義の風評の根源の一つに明らかに教育課程が浮かび上がってくるが、この責任の一端を文部科学省の通達が負っていると私は感じている。教育課程で彼らが「添加物を避けましょう」と教わった先生の多くが家庭科教員、栄養教員であり、逆に無添加をナンセンスであると教えた教員は、東大生のレポートからは理科教員が多かった。多くの無添加安全主義を信奉している家庭科教員、栄養教員に私も遭遇した経験を持っているが、その教員を養成している大学の教員が同じようなことを教えているのが現状である。したがって、教育課程における正しい添加物教育は非常に重要であるにもかかわらず、その改革には相当なエネルギーがいることを示唆している。

しかし、前述したようにこれからの各個人に合わせたテーラーメイド的な健康のための食生活環境を添加物抜きに実現させるのは不可能に近い。病人を作らない食生活社会を具現しようとするとき、無添加でなければ危ない、といった考えは非常に大きなブレーキとなる。したがって、正しい添加物の教育が今こそ消費者に求められていると感じて私は細やかな活動を行っている。

あなたは食の誤った情報にどれくらい騙されやすい？

さて、最後にあなた自身の考え方が、どれくらい騙されやすいか、そうでないかをチェックしてみよう。これは、試験問題ではない。したがって点数が高ければ頭が良くて、そうでなければダメだということではない。あなたが、今までの社会環境において食の安全、安心問題に関しどのような認識をしているかのバロメーター的アンケートとお考えの上で答えてほしい。

では、始めてみよう。次の問いかけAとBに書かれている事項に対し○を付けて、その○を数えて後の評価表で、あなたがどれくらい騙されやすいか、の度合いを調べてほしい。

問いかけA

書かれている事項を知っていたら○を付けてほしい。この本を読んで初めて知ったことであったとしても○を付ける。また、間違っていると思うもの、分からないものに○印は必要ない。

1. 病原性大腸菌O157のベロ毒素は同量の青酸カリに比べ毒性は1万倍以上である
2. 人工保存料ソルビン酸は体内で炭酸ガスと水に分解され排出される
3. 人工甘味料サッカリンに発がん性はない
4. 食酢の酸っぱい成分の化学名は酢酸である
5. 酸化防止剤ビタミンEの化学名はトコフェロールである
6. うま味調味料（化学調味料）のMSGは人間の体の中にもある
7. ハム等の発色剤「亜硝酸」にはボツリヌス菌の殺菌力がある

8. ほとんどの野菜には国際がん研究機関が指定する発がん性物質が含まれている
9. 野菜には添加物と同じ「硝酸」がもともと多量に含まれている
10. お米の中にはわずかではあるがヒ素が入っている

問いかけB

次に書かれている事項で「多分その通り」だと思う場合に○を付けてほしい。この本を読んで初めてそう思うようになったことでも○を付ける。そう思わないもの、分からないものには○印は必要ない。

1. カビが生えていても保存料の入ってない食品は安全
2. 化学合成された添加物の方が天然添加物より体に悪い
3. 精製塩は毒になるが天然塩は体に良い
4. 天然ビタミンCの方が人工合成のビタミンCより体に良い

5. グリシンは私たちの体の中には含まれていない
6. 添加物無添加と書いてある食品は安全だ
7. 添加物の使用上限値は致死量をもとに決定される
8. ポストハーベスト薬には発がん性がある
9. 添加物の人工着色料の中には発がん性のある物がある
10. アルギン酸は石油から合成されている

○印をつけ終わったら、問いかけAと問いかけBの○印をそれぞれ数えて、問いかけAの○の数から問いかけBの○の数を引き算してほしい。その点数が出たら次頁の表でその結果が判定できる。

私が望んでいる回答は、問いかけAは全て○、問いかけBは全て何も付けなくて良い、である。この問いかけの回答をしながら、すぐ回答のあり方に気付かれた方もそれなりにおられると推測している。そんな方の中には「何だ、こんな問いかけ、世の

得点	騙されやすさ	レベル
10～7	相当科学的にしっかりしているので騙されない	1
6～3	多分くだらない騙しにはあわない	2
2～-1	もっともらしいお話に注意を	3
-2～-6	少し勉強された方が安全	4
-7～-10	相当勉強しないともっともらしい話に騙されます	5

表6　問いかけAからBの○の数の引き算の結果から判定される騙されやすさの指標

中にこんなことを知らない人がいるのか」と驚きを感じられたことと思う。そんな方にお伝えしたいのは「世の中の大半の人は10点どころかマイナス点になる方が多い」という現実を知ってほしい、ということである。

実は、食品の安全性に関連した事項をどのように認識されているか、ということこのような問いかけを作成するきっかけになったのは、市民講座や大学の講義などでの質問や学生のレポートを読んでいて思い付いたことであり、講演、講義を重ねるたびに問いかけ事項が変化してきている。

レベル1の方は、それなりに化学物質や食の安全・安心に関して科学的な判断を既に形成されているタイプの方である。反対に、レベル5の方は、かなり科学的に怪しい話でも、少し上手に語られると納得させられてしまう、この方面の問題に騙されやすい方である。レベル2〜4の方はその中間に位置するタイプに分類される。

この問いかけによるチェックを市民講座や大学の講義などでよく使っているが、その方の添加物、残留農薬、食の安全・安心の問題に対するとらえ方の科学的レベルを、結構正確に言い当てていると経験的に確信している。いきなり10点を取る方はかなり少なく、マイナス点、それもマイナス10点に近い方が大半であるようなこともあるのが現状である。一般の方や学生で10点を取られる方は、食の安全性等に対し例外なく非常にしっかりとした考え方をお持ちの方である。ここで、得点の低い方の基本的理念を構成させたその因子の解析を行って問題として取り上げたのがこの本で書いてきたことである。

ところで、もしこの本を読んでいなかったらと仮定して、あなたの得点がどうなっているかを再度試みてほしい。ひょっとして読んだ後の方が得点が数点上昇したとするなら、この本を読んでいただいたから進歩されたと判断できるので著者の望外の喜びである。

多幸之介先生と受講生幸寄さんの 休憩室

T：最後までお付き合いいいただきありがとうございました。講義はいかがでしたか？

S：豚骨スープのパフォーマンスは、私も講演会に参加して驚いた一人だったんです。でも化学薬品だと思っていた中身が、ほとんど食品であることを教えられてびっくりしました。ひどい騙しにあった感じです。

T：中身が食品であっても化学物質であることに変わりはありません。だから、彼は堂々と化学薬品で豚骨スープを作ったように言っているのです。

S：そうですね。どうしても私の頭の中では、食品が化学物質であるという概念ができていないのですね。

T：それはあなたがおかしいのではなく、一般の方の多くがそうですよ、そのことを彼はよく知っているから、科学者の前ではとてもできないようなパフォーマンスをやっているのです。

S：本人は面白いかもしれませんが、真実が分かると馬鹿にするなと言いたいですね。

T：かなり、進歩しましたね。

S：ところで、有名なお二人の科学者の方のお話にも驚きました。

T：この方たちは、皆さんを脅すことを仕事にしておられる方ではなく、真面目にそう考えてご自身の意見としておっしゃっています。しかし、添加物の現状についてよくご存じではないので、誤った見解を述べられているのだと思います。影響力の大きい方だけに残念です。

S：影響力と言えば、文部科学省の通達にもびっくりです。でも私も学校の家庭科の授業で赤い飴を水に溶かし、そこに白い毛糸を入れたら、毛糸が赤くなる実験をやりました。そして、先生がこの赤い色素は添加物として摂ると、がんになるかもしれないから添加物はできるだけ取らないようにしましょうと教えられました。

T：多くの学校で同じようなことが教えられているようですね。しかし、時代は確実に変化しています。そして、安全な添加物の使用は、病人食や病気にしないための新しい食品を作るのに避けられないのです。これからは、学校では量の問題をしっかり教えて欲しいですね。

S：私は最後の問いかけ問題は3点でした。ぎりぎりくだらない騙しにはあわないようになったのだと思いますが、もしこの問題を講義前にやっていたら、明らかにマイナスだったと思います。だから自分では進歩したなと感じています。

T：そう言っていただけるなら講義をした甲斐がありました。また、勉強に来て下さい。

◎——あとがき

本書を読み終えられて、分かったような気もするが、なんとなく筆者の言うことには付いてゆきたくない、と感じておられる方も多いことと推測する。本書の冒頭で申し上げたように、昭和30年代～50年代にかけての化学物質のネガティブな事件をいやというほど見てきた私としては、そんなお気持ちはよく理解できる。しかしそれであればこそ、私が長年行ってきた教育活動を通して感じている問題を、一般消費者の方たちの誤解を解くために声を大にして訴えるべきと決意の上で書かせていただいた。

最近の「無添加安全社会」の風潮の異常性は、明らかに消費者の利益を失わせているると私は判断している。日本は「食で病んでいる」などというと大袈裟に聞こえるかもしれないが、無添加安全思想の浸透は、安心できる旨い物を食べる、ということに徹してメタボになるのと同じように、その行き過ぎは、6、000万人の人が必要とする健全な食生活における大きな阻害因子となることが見えているからである。

食で本当に大切なことは、無添加を徹底させることではなくて「何をどのように、どれだけ食べるか」である。病人または半病人の方たちに必要な食をつくるのに、適切な添加物の使用は避けて通れない。無添加が安全・安心な食べ物という単純な論理を免罪符として本当に必要な食生活の在り方を見失ってはいけない。

ここ10年くらいの間に「食と健康」に関する医学的研究は非常に進歩してきている。そして添加物の安全性確保も格段の進歩を遂げている。そんな社会的環境の中で、本当に安全で健全な食生活における添加物の在り方を考え直して頂くことの一助になれば著者の望外の喜びである。

最後になるが、第1章の保存料等に適切な情報をいただいた荒井祥氏、第4章の原稿にアドバイスをいただいた畝山智香子氏、本書の企画をし、説明足らずの箇所に適切なご質問や、拙い文体に加筆訂正をいただいた新井梓氏とウェッジ社に深謝する。

平成27年　春

長村洋一

◉著者略歴

長村洋一（ながむら　よういち）

日本食品安全協会理事長、元鈴鹿医療科学大学副学長。藤田医科大学名誉教授。

藤田医科大学にて30年以上にわたり臨床検査教育と研究に携わる傍ら、食品の有効性、安全性に関する幅広い調査研究活動を行ってきた。平成13年に健康食品を含む食に関する正しい情報を発信するため「(一社) 日本食品安全協会」を設立し、医療職者を中心とした5,000名以上の会員組織の理事長として活躍している。

長村教授の正しい添加物講義

2015年5月20日　第1刷発行
2021年9月8日　第2刷発行

著　者　長村洋一
発行者　江尻 良
発行所　株式会社ウェッジ
〒101-0052　東京都千代田区神田小川町一丁目3番地1
NBF小川町ビルディング 3階
電話03-5280-0528　FAX03-5217-2661
https://www.wedge.co.jp/　振替00160-2-410636
ブックデザイン　折原カズヒロ
DTP組版　株式会社リリーフ・システムズ
印刷・製本所　図書印刷株式会社

※定価はカバーに表示してあります。　ISBN978-4-86310-145-6　C0036